女人的「**體溫**」和「**愛自己**」的程度，是成正比關係喔！

身體溫暖就會變美

美人兒的祛寒書

石原新菜

「手腳一年到頭都是冷冰冰的。」
「雙腳冰涼，晚上總是睡不著。」
「每次待在冷氣房，身體就會感到不舒服。」
深受這些「虛寒」症狀所苦的女性，並不在少數。

坦白說，許多女性都屬「虛寒體質」，
虛寒可說是萬病之源。
例如便祕、肌膚粗糙、生理痛、肩膀痠痛、頭痛以及腰痛等，
這些沒必要上醫院求診的輕微不適症狀，
其實很有可能都是因為虛寒所引起。

再者，身體虛寒基礎代謝就會下降，
使人少吃也容易發胖。

忙碌不停的每一天再加上爆表的壓力、
愛漂亮於是衣著單薄、將全身束緊緊的調整型內衣或絲襪、
冰冰涼涼的飲品和啤酒、高糖分的甜點及水果……

現代女性的生活當中，許多環節都容易使人變得體質虛寒。

正因為如此，更需要懂得如何「祛寒」。
大家一定要在運動、飲食習慣及沐浴時多用點心，
好好保暖身體。

很多人懂得如何祛寒使體溫上升後，
紛紛捎來回響說自己：
「變瘦了」「膚況變好了」「身體不適減輕了」
「婦科疾病消失了」「心態變得積極樂觀」。
就連我自己也擺脫病痛，還瘦了10kg，
切身體會到祛寒的明顯效果。

「祛寒生活」讓人每天都能快樂度日，
大家想不想馬上試試看呢？

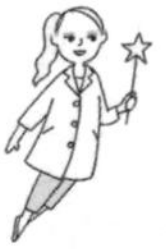

石原新菜

祛不了寒小姐覺得好冷好冷的每一天

馬上來觀察祛不了寒小姐的一日生活紀實，看看她爲什麼明明沒生病，卻總是莫名全身乏力，還會肩膀痠痛、肌膚粗糙，經常覺得身體不適呢？妳是否也心有戚戚焉？

早

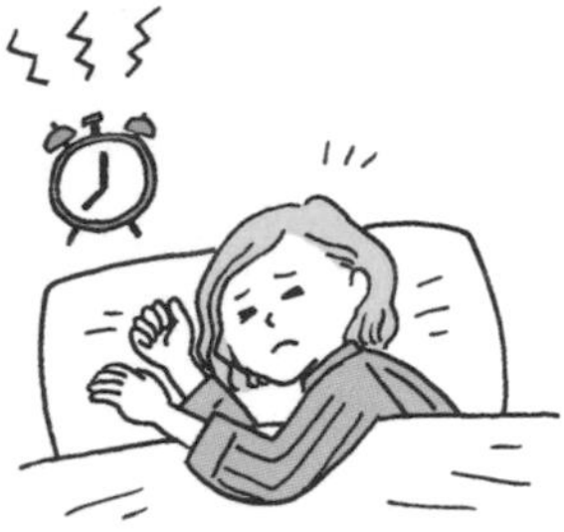

7:00

被鬧鐘叫醒，但還是愛睏得很……

實在是睏得不得了，但是鬧鐘已經響了，還是得起床才行。每天起床都覺得很痛苦。

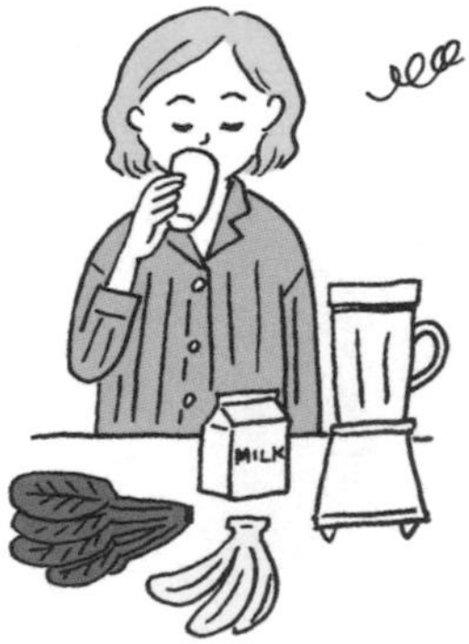

7:30

爲了美容&減肥，早餐只喝綠拿鐵

雖然時間很趕，但是為了肌膚好，還是會親手用青菜、香蕉加牛奶，打成綠拿鐵來喝。

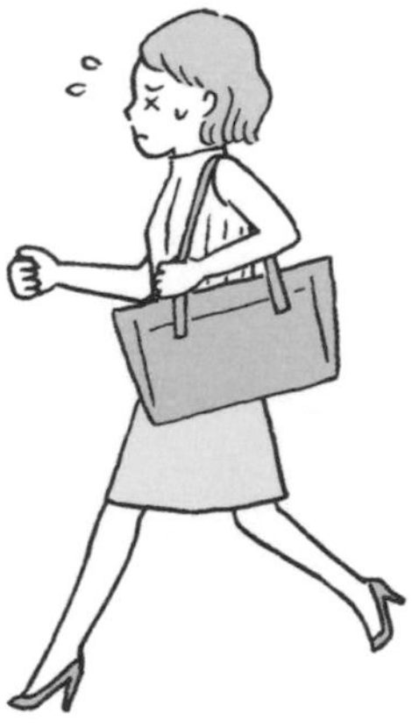

8:00

化好粧、換好衣服後，急忙出門上班

快來不及了！於是穿上高跟鞋趕著出門上班。沒想到，居然忘了帶開襟衫。

是個運動白痴！但是愛吃甜食也愛喝酒

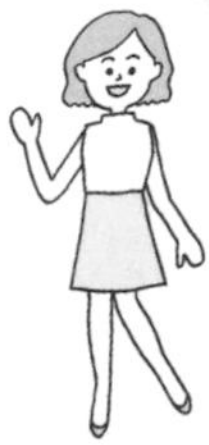

祛不了寒小姐

本名冷戶莉奈，29歲，獨居女子。努力工作、熱愛時尚的上班族。最近有一些困擾，就是容易疲勞又瘦不下來。

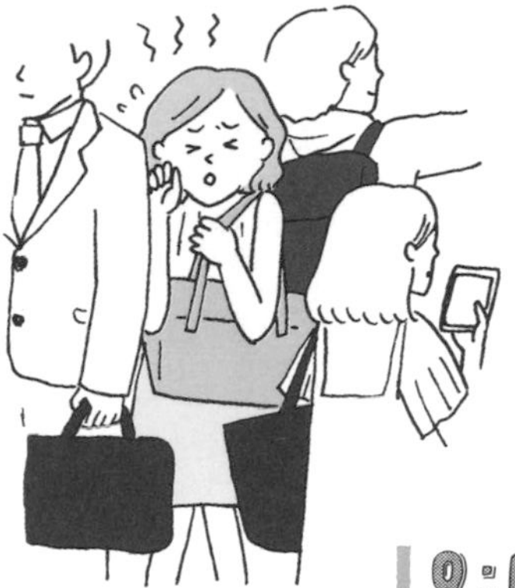

8:30

公車人滿爲患，
一大早就壓力好大

日復一日，擠進客滿的公車到公司上班。動彈不得的車內，讓人壓力快要爆表了！

9:00

進辦公室後開始工作，
但是明明是夏天
卻冷得要死……

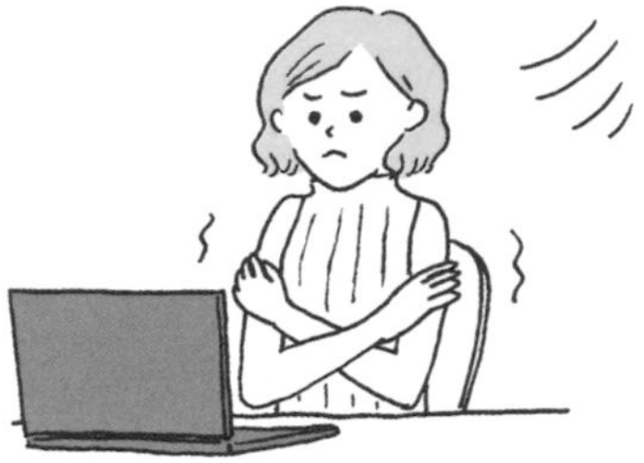

抵達公司後開始上班。可是辦公室冷氣開太強，宛如身在南極。痛恨自己怎麼會忘記帶開襟衫。

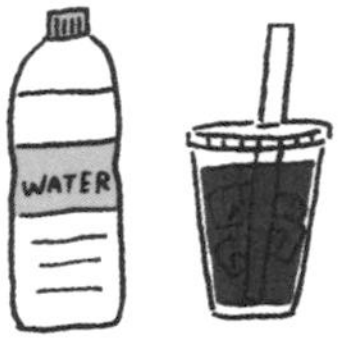

10:00

喝杯咖啡喘口氣。
也沒忘記要喝礦泉水
補充水分

坐在辦公桌工作時，也沒忘記要經常補充水分。想要轉換心情時，來杯冰咖啡最提神♪

午

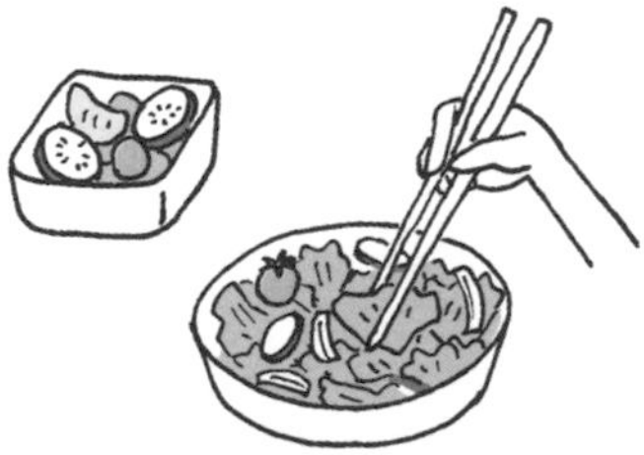

12:00

午餐採取
低醣飲食，
只吃沙拉&水果

午餐吃便利超商賣的沙拉&水果打發。因為正好在減肥，所以不吃白飯和麵包。

晚

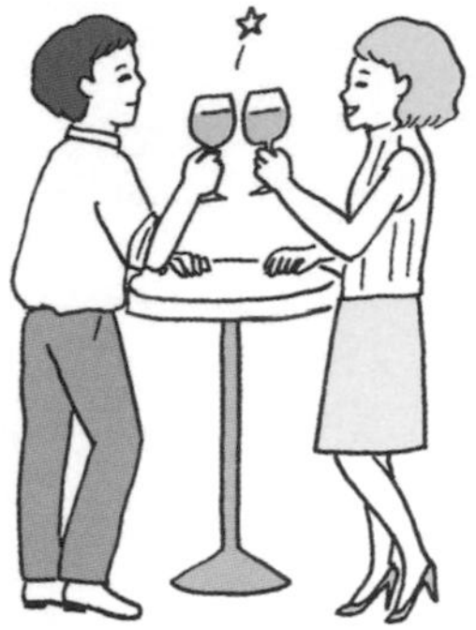

19:30

今天一樣很累！下班後到酒吧去喝一杯

下班後到常去的酒吧，和男朋友用冰涼的白酒乾杯！ 甜點則吃了冰淇淋。

23:00

回家後沖了個澡，全身好清爽

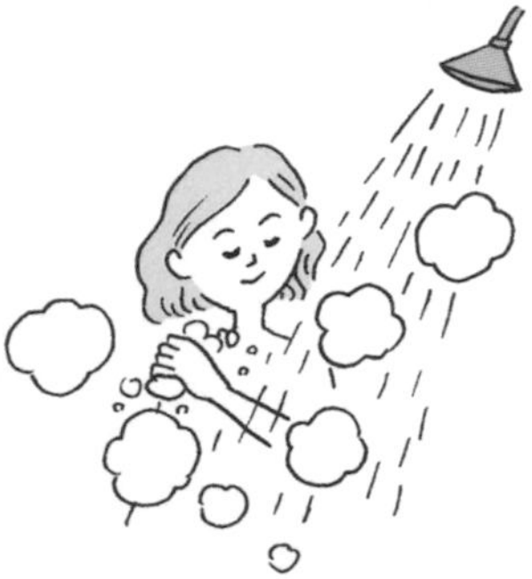

回家後沖澡。因為放洗澡水太麻煩，所以只會在週末用浴缸泡澡。

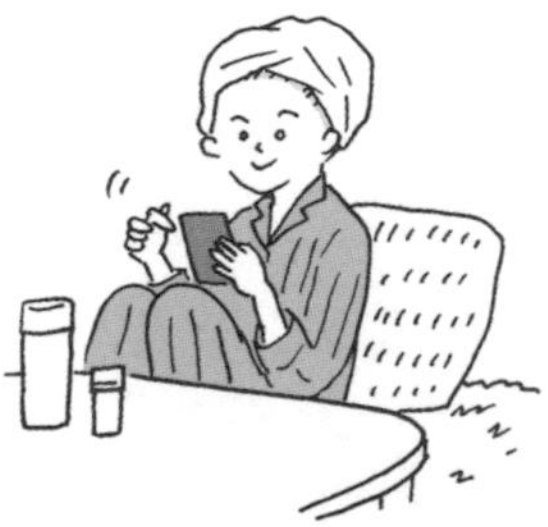

0:00

滑手機查看 FB，結果上網上到欲罷不能

睡前來放鬆一下，滑滑手機。有時會衝動購物，事後往往後悔莫及。

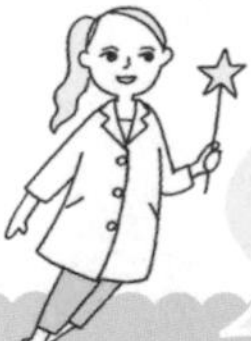

妳的生活是不是也像這樣，容易導致虛寒體質呢？

沒錯，上述許多習慣都會造成虛寒體質。相信很多人的生活，都是類似這個樣子吧？想要擺脫身體不適的人，一定要全面檢討飲食、運動、入浴等各方面的生活習慣！

1:30

突然發現時間很晚了，得要趕緊上床睡覺才行……

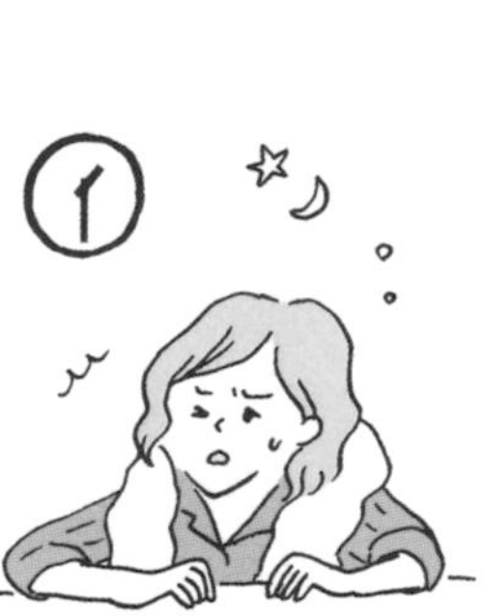

哇！明天（應該說今天）還要上班，得要快點睡覺才行。但是精神還很好，根本睡不著！

檢查看看妳的虛寒體質多嚴重！

坦白說，也許妳在不知不覺間，已經變成虛寒體質了!?
符合下列描述的人，請在□內打勾

- □ 肚子涼涼的
- □ 體溫不到36.5度
- □ 臉泛紅
- □ 眼睛下方有黑眼圈
- □ 會頭痛
- □ 鼻頭泛紅
- □ 牙齦偏黑
- □ 手腳總是很冰冷
- □ 腳經常麻麻的
- □ 容易瘀青
- □ 容易流汗
- □ 容易長痔瘡

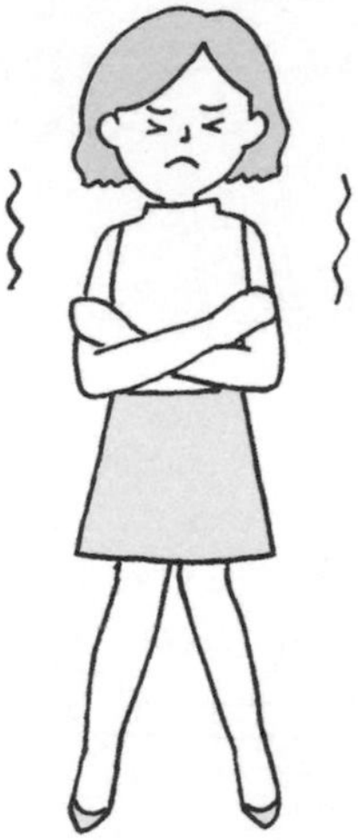

打勾項目 超過8個的人

虛寒體質嚴重度100%，全身冰冷到不行。必須徹底檢討生活習慣，例如多加攝取可使體溫升高的飲食、泡澡、做運動。

打勾項目 有5～7個的人

虛寒體質嚴重度70%。再這樣下去，身體會變得很容易生病。建議慢慢養成保暖習慣，也能善用腹帶（p.110）等祛寒用品。

打勾項目 不到4個的人

虛寒體質嚴重度50%。如果偶而會感覺身體不適的話，原因可能出自於虛寒體質。日常生活已經處處留意的人，最好能再做做Lesson 1的運動。

祛寒醫師新菜小姐高潮迭起的人生故事

新菜醫生如今是位媒體爭相報導的美女醫師，但她卻是歷盡千辛萬險，現在才得以如此健康又美麗。

我的父親是名祛寒權威，母親出身瑞士，我是他們的第一個女兒

父親石原結實醫師，為祛寒領域的知名權威。我身為長女，家中共有四個兄弟姐妹，從小在瑞士長大。

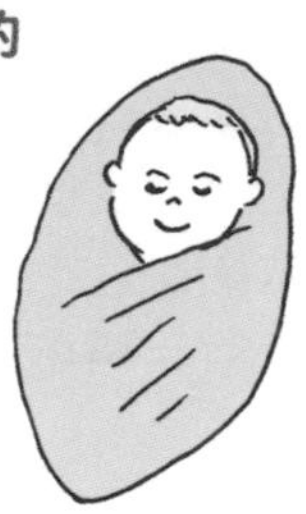

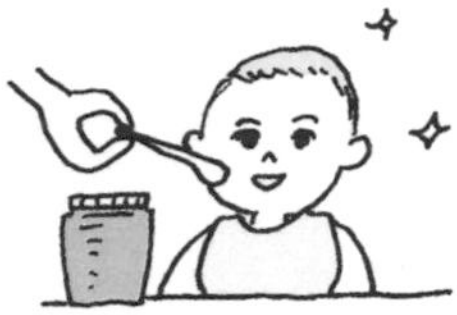

6 個月大開始，一直都是喝紅蘿蔔蘋果汁長大的

第一口副食品，就是喝紅蘿蔔蘋果汁。後來每天都會喝，算是喝紅蘿蔔蘋果汁長大的。

0～10 歲　出生

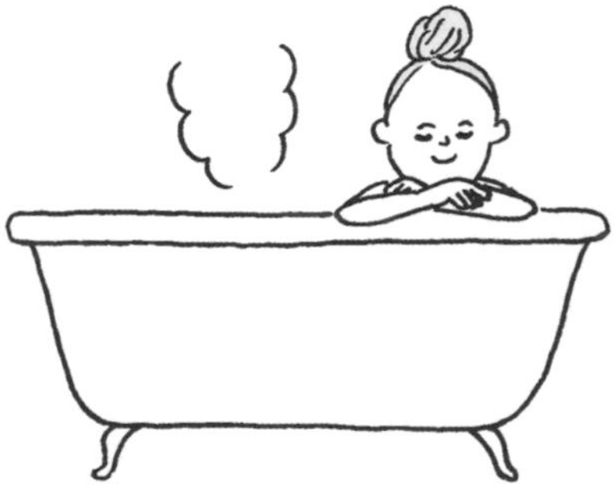

父母教我每天都要好好泡澡

不管多累，絕對會遵守每天泡澡的規定。莫非我從小就開始斯巴達式祛寒教育了 !?

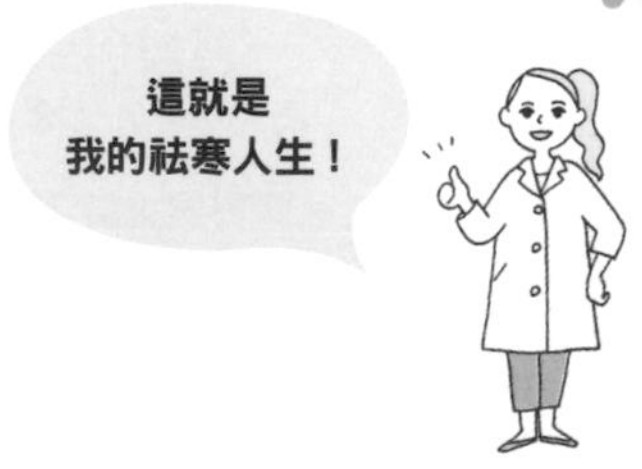

新菜醫生

本名石原新菜，目前任職於父親石原結實醫生所開設的診所，與父親一同為患者提供中醫治療及生活指導。

小學時期

父親每天都會催促我做運動

父親總叫我「不能忘記做運動」，所以我每天不是從事田徑運動，就是打羽毛球或是去游泳。

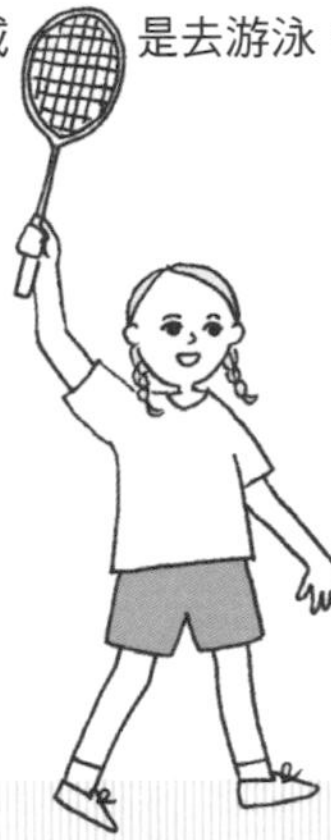

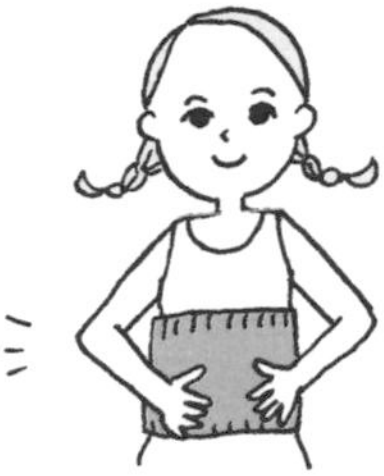

經常穿著保暖腹帶

父親叮嚀我：「就算不穿內衣，也要記得穿腹帶」，所以我總是穿著腹帶。

10～20歲

中學時期

有點排斥喝「紅蘿蔔蘋果汁」

雖然父母總跟我說「不想吃早餐至少要喝點紅蘿蔔蘋果汁」，但是我早上實在愛睏，所以心生抗拒「一點都不想喝」。

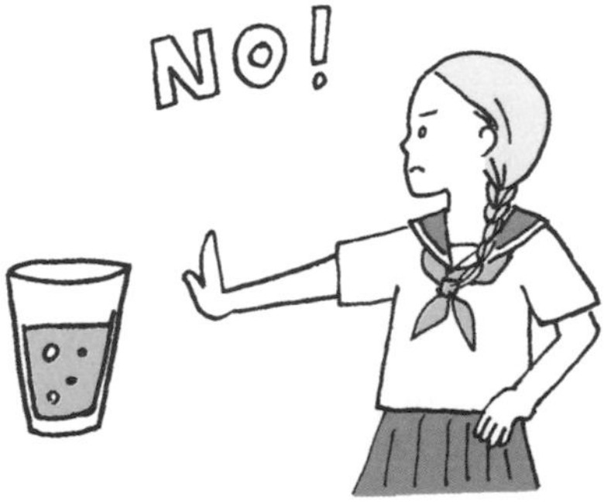

高中時期

想考上醫學系卻名落孫山

以醫學系為第一志願，可惜第一次卻沒考上。於是從靜岡來到東京上補習班。

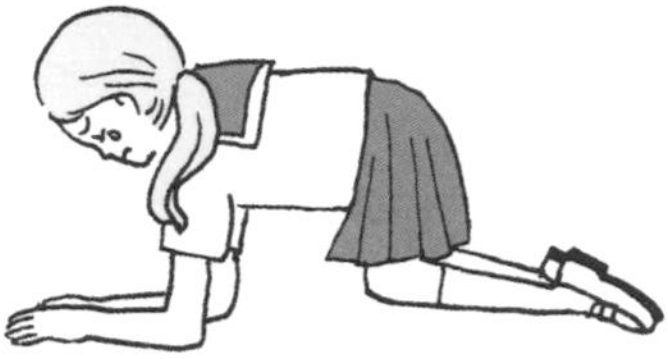

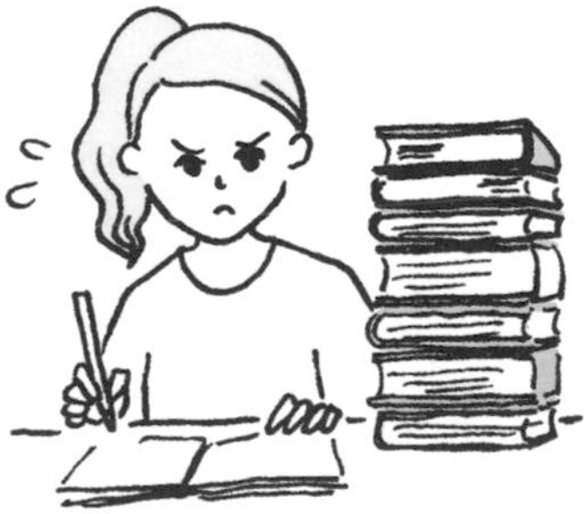

重考時期

開始獨立生活，從早到晚勤於讀書

一個人住，從早到晚拚命苦讀。每天也不再喝紅蘿蔔蘋果汁了。

收到父親寄來的大量腹帶！

跟父親聊過之後，他就寄來了大量的腹帶！還指導我飲食習慣＆入浴時有哪些注意事項。

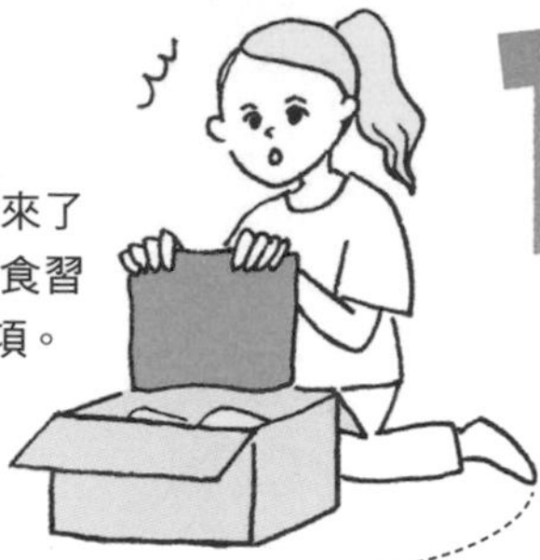

大學時期

不規律的生活導致體重增加 10 kg。身體陸續出現大小毛病

忙著讀書，沒空泡澡，還猛喝咖啡和啤酒，因此體重飆升，肌膚也變得好粗糙。

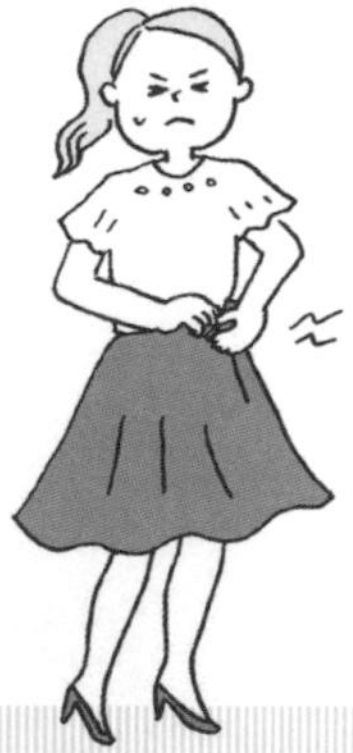

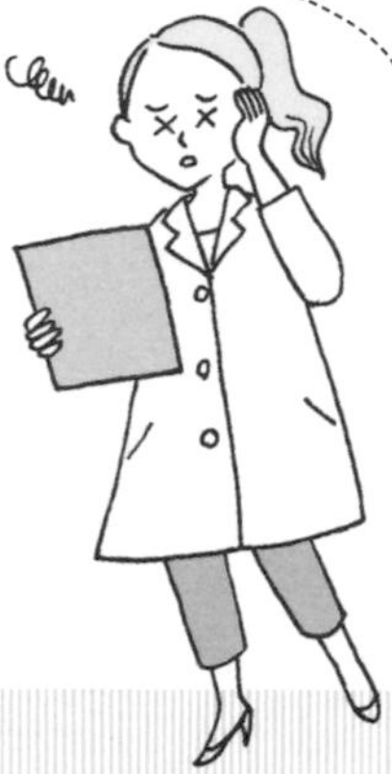

實習醫生時期

每週有 3 次要連續上班 36 個小時……生理期都沒來

工作繁忙到每週有 3 次要連續上班 36 個小時。每一天都超級辛苦，以致於生理期都沒來。

20 ～ 30 歲

生活改善之後，生理期在半年後又來了

每天泡澡、做運動，再加上調整飲食習慣，約莫半年後，生理期就恢復正常了。

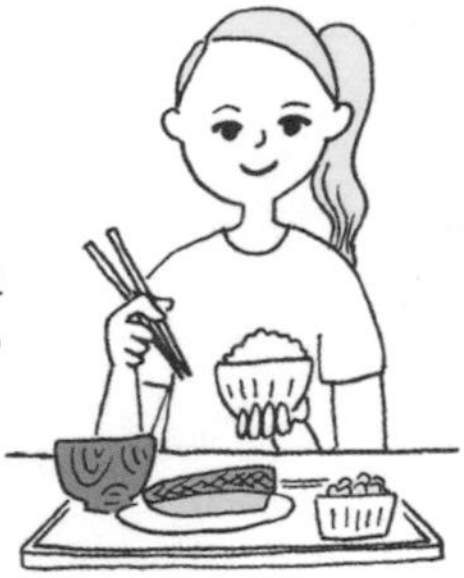

通過國家考試同時嫁爲人妻！

拚命讀書準備國家考試，生活依舊不規律。通過考試後，同時也步上紅毯了……。

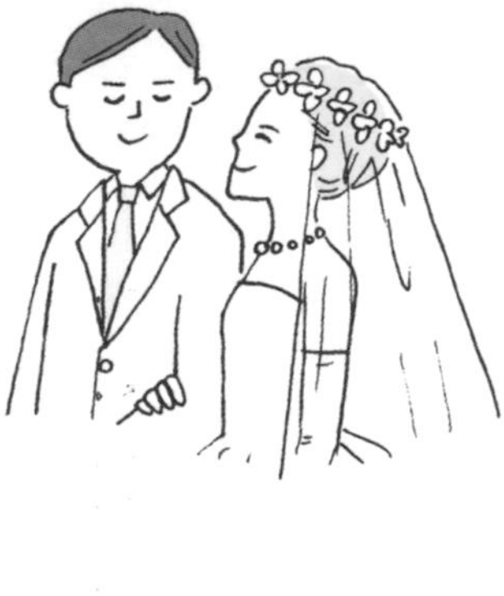

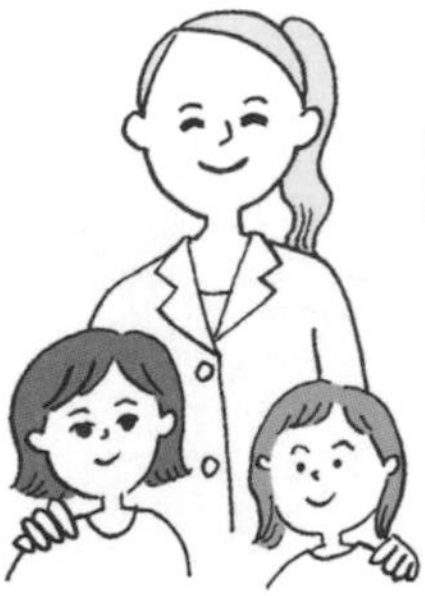

28 歲生下長女，30 歲誕下次女並跟隨父親研讀中醫

成為醫生後的第 3 年，長女出生了。跟隨父親研讀中醫的期間，2 年後次女也出生了。當然也都會讓孩子們穿著腹帶。

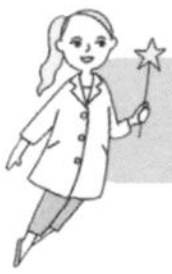

祛寒便萬事無憂！新菜醫師的祛寒5大守則

祛寒有多重要，新菜醫師最是身有同感。
究竟哪些基本重點，也會關係到健康與美容呢？

第1點

「萬病一源，血汙而生」一切由清淨血液做起

中醫主張，「血液不潔將衍生各種疾病。」想要擺脫身體不適，最重要的就是讓身體保暖，使乾淨血液循環全身。

第2點

「一日一汗」體溫上升1度，就能強化免疫力兼瘦身

體溫上升1度後，免疫力就會在短時間增加5至6倍，保護身體不易生病，基礎代謝也會提升12%，讓人容易瘦下來。建議大家可以透過做運動或沐浴的方式，讓自己每天好好地流一次汗，使體溫升高。

第3點

「頭寒足熱」下半身要經常保持溫熱狀態

子宮及卵巢都位在下半身，因此對女性而言，下半身存在許多非常重要的器官。所以最理想的作法，就是額外穿上腹帶或緊身褲，像暖桌一樣讓下半身隨時保持溫暖。

第4點

「練肌肉使體溫升高」人肉發電裝置

肌肉可生成人體約40%的體溫，因此活動肌肉就能產熱使體溫上升。所以溫熱身體最快且最有效率的方法，除了運動別無他法。

第5點

「避免過食」養成吃到六分飽的習慣常保健康！

吃太多會導致體內囤積老廢物質，使免疫力下降。為了美容及健康著想，建議大家最多吃到六分飽，早餐改喝紅蘿蔔蘋果汁（p.51）。

目錄

前言……2
祛不了寒小姐覺得好冷好冷的每一天……4
檢查看看妳的虛寒體質多嚴重！……7
祛寒醫師新菜小姐高潮迭起的人生故事……8
祛寒便萬事無憂！新菜醫師的祛寒5大守則……11
如何有效使用本書……16

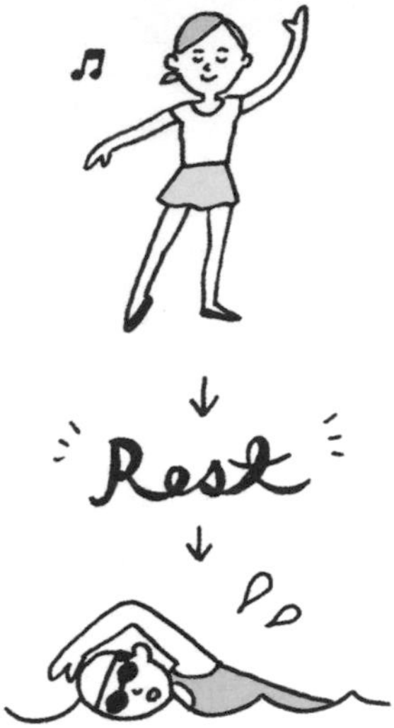

Lesson 1 靠「運動」讓身體產熱

以自行產熱的「發熱體質」為目標……20
每天或2天做一次有氧運動……22
肌力訓練從上半身開始做起……24
靠下半身肌力訓練打造溫暖體質……26
有氧運動×無氧運動效果倍增！……28
目標是1天做2次伸展運動……30
健身房最好每週去3次……32
養成隨手做肌力訓練的習慣……34
建議大家早上去跑步……36
善用腹式呼吸放鬆身心……38

Lesson 2

靠「飲食」才能由內暖到外

重新檢視早、午、晚的飲食方式……50
低醣飲食前先想清楚！……52
肚子餓時先拿深色食物來吃……54
攝取能暖身的食材……56
隨時隨地善用生薑過生活……58
蒸過的生薑力量更強大……60
高麗菜威力十足……62
醋洋蔥奇效備受注目！……64
鹽分絕非十惡不赦！……66
多吃抗癌效果佳的食材……68
隨時來杯熱呼呼的♡暖身飲品……70
喝酒暖身……72

發現吃多了就來輕斷食……74
新菜老師教教我 冬季講座……76

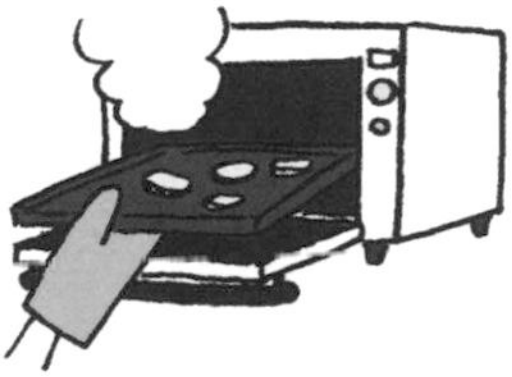

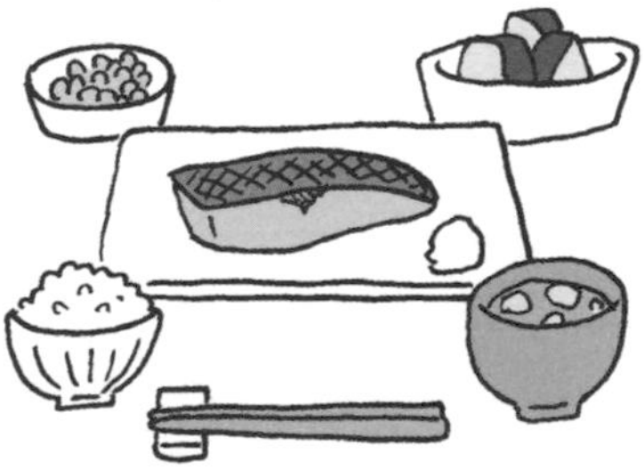

Lesson 3 「泡澡」才能從體內暖起來

每天沐浴必泡澡……86
效果絕佳的3—3—3沐浴法……88
洗半身浴暢快流汗……90
洗溫冷浴保妳到睡前一直暖呼呼……92
輕鬆享受足浴&手浴……94
洗桑拿浴幫妳迅速排毒……96
洗藥浴樂趣多更多！……98
新菜老師教教我 春季講座……100

Lesson 4 一整年都愛用的「暖身小物」

365天都要穿戴腹帶！……110
加上暖暖包讓體溫更加升溫……112
長時間保溫的湯婆子……114
針對「頸部、手腕、腳踝」加強保暖……116
時尚穿搭以頭寒足熱的組合為基本原則……118
辦公室穿搭應留意哪些要點？……120
睡覺時身體也要保暖……122
使用布衛生棉撲滅下半身虛寒體質！……124
立即見效的各式「溫貼布」保暖訣竅……126
「溫灸」對所有不適症狀都見效……128
畏寒時馬上按壓穴道……130

新菜老師教教我 夏季講座……132

Lesson 5
對症下藥諮詢室

惱人症狀1 便祕、腹瀉……142
惱人症狀2 肌膚粗糙……144
惱人症狀3 生理痛、生理不順……146
惱人症狀4 頭痛……148
惱人症狀5 貧血……150
惱人症狀6 失眠……152
惱人症狀7 不孕……154
惱人症狀8 憂鬱……156
掛心的不適症狀&關鍵字 Index……159

Column
妳會怎麼做!? 袪寒常識臨時考

① 1天3餐要好好吃 VS 3餐隨意吃……41
③ 1天喝2公升的水 VS 渴了再喝水……42
④ 紅酒 VS 白酒……43
⑤ 牛奶 VS 起司……44
⑥ 綠拿鐵 VS 紅蘿蔔蘋果汁……45
⑦ 半身浴 VS 全身浴……46
⑧ 穿腹帶 VS 穿好幾層襪子……47

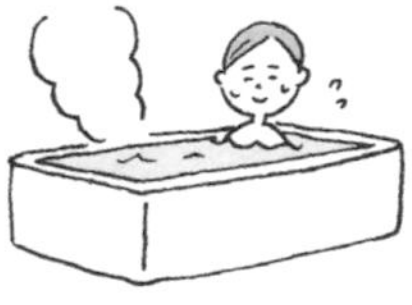
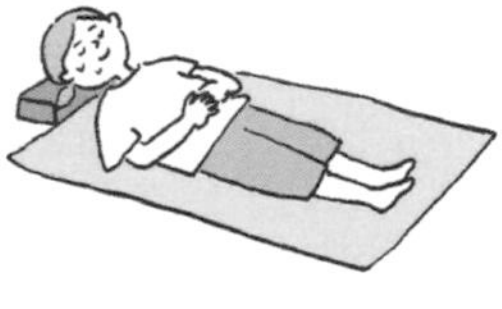

如何有效使用本書

本書主要為大家介紹祛寒的基本方法，以及針對身體各種不適症狀、不同季節該如何祛寒，還會考考大家一些祛寒常識。大家可以從最感興趣的部分開始看起，馬上來實踐看看吧！

Lesson 1～4

運動、飲食、泡澡、保暖用品……

快來學學每個人都該懂的祛寒方法

從哪裡讀起都OK！

各個章節會分別針對運動、飲食習慣等各方面，為大家介紹可以立即實踐的祛寒作法。抽不出時間讀書的人，也能單看右頁的重點介紹。

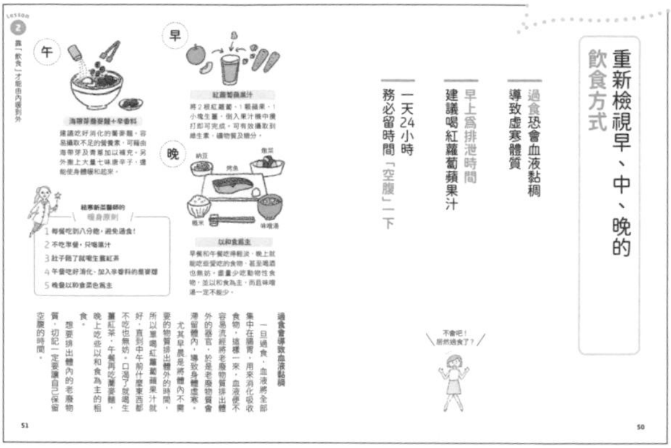

Lesson 5

對症下藥諮詢室

幫大家解決最在意的不適症狀

擺脫困擾的問題！

針對因虛寒體質所引起的各種不適症狀加以解說。除了發病的前因後果之外，還會教大家如何改善，以及建議使用哪些中藥。

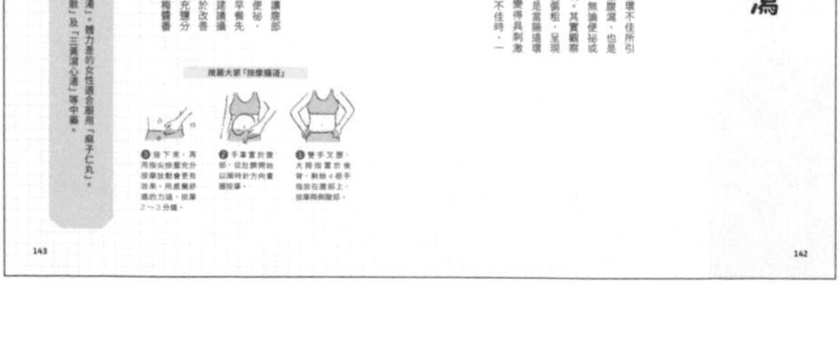

四季講座

依照冬、春、秋、夏不同季節
分別爲大家解說必須留意的祛寒重點！

利用插圖及漫畫，以簡顯易懂的方式，為大家說明適合不同季節的祛寒訣竅，還會為大家解答每個季節最常出現的困擾。

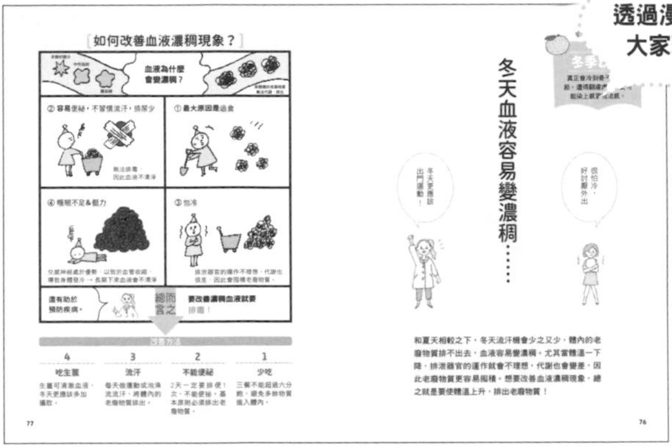

透過漫畫方便大家理解！

臨時考

最想知道的
祛寒常識透過一問一答的方式來學習

過去一直以為有益身體的習慣，居然對祛寒沒幫助……!?本章將採取問答模式，讓大家輕鬆理解祛寒的常識&迷思。

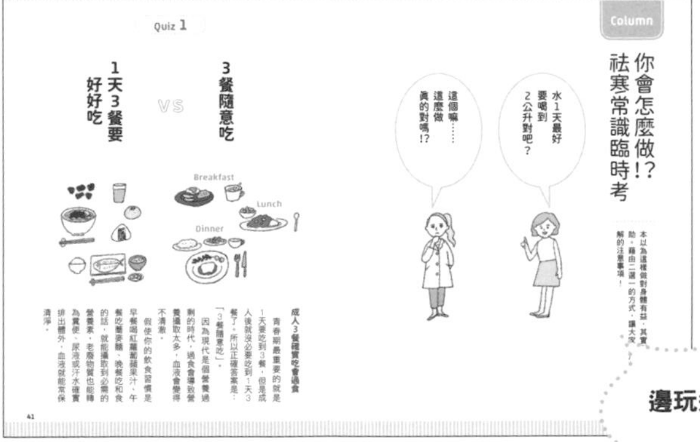

邊玩邊學！

Lesson 1

靠「運動」讓身體產熱

想讓身體溫熱起來，
最速效的作法
就是「活動身體」！

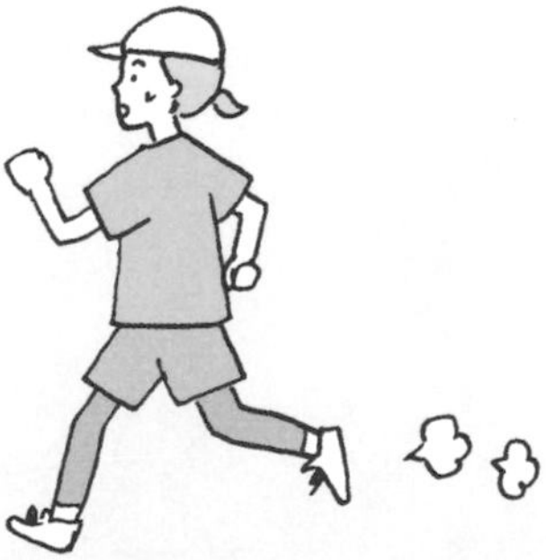

以自行產熱的「發熱體質」爲目標

體溫上升的關鍵
在於活動肌肉

75%的肌肉長在下半身。
活動下半身即可有效產熱！

活動身體先以
2天做1次&每次做30分鐘爲目標

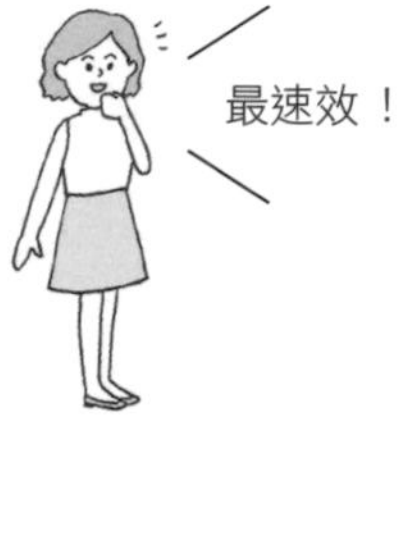

肌肉的功用

1 使體溫升高
2 提高基礎代謝
3 消除水腫
4 降低血糖
5 穩定血壓
6 增強抗壓力
7 改善情緒

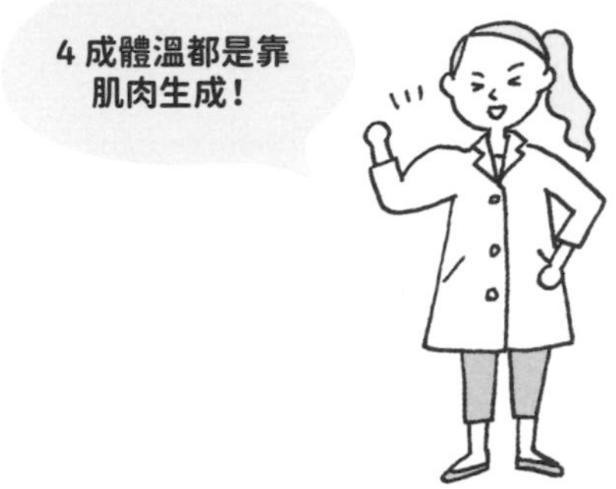

如何變成發熱體質……

1
2 天做 1 次&每次做 30 分鐘運動

最理想的境界是每天做運動，但是在這之前，先以2天做1次&每次做30分鐘運動為目標。能夠持之以恆的人，下半身將長出肌肉，體溫也會上升。

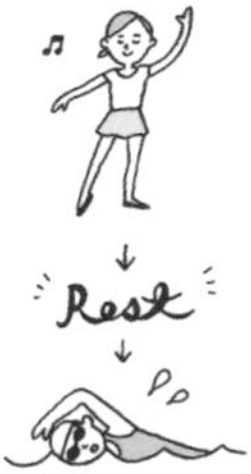

2
搭配有氧運動與無氧運動

有氧運動每週做3次以上，無氧運動每週做2～3次，而且祕訣是要確實增加負荷。藉由這樣的組合搭配，能讓運動效果更好。

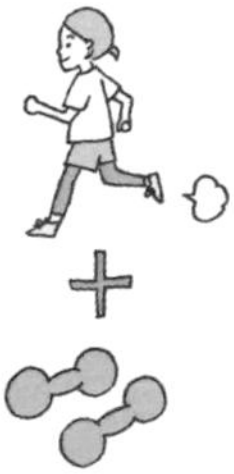

3
抓緊空檔做運動

抽不出時間做運動的人，可以設法擠出時間做運動，例如趁著等電梯或電車的空檔，不妨來做做深蹲。

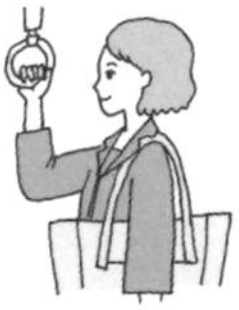

想讓身體自行產熱就要活動肌肉

想讓身體從內部溫熱起來，最有效的作法就是「活動肌肉」。肌肉能產出大約４成的體溫，所以只要長肌肉，就能像自家發電一樣產出熱來，體溫就會上升。

而且身體有75％的肌肉都長在下半身，所以針對下半身做運動的話，就能有效產熱。

產熱＝代謝變好＝消耗能量，所以也會有助於減肥。

每天或2天做一次有氧運動

有氧運動就是
使用氧氣作爲活動肌肉的能量

有氧運動可以
促進血液循環，還能瘦身減肥

盡可能養成每天
健走或慢跑的習慣！

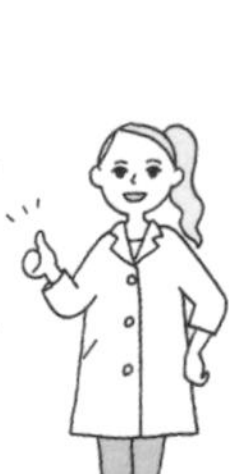

利用通勤時間
「走上一個車站的距離」
也不錯！

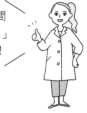

推薦大家做這些有氧運動

跑步

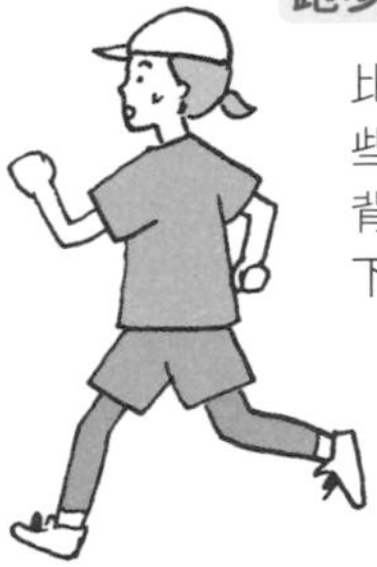

比慢跑的速度更快一些。提醒大家要將腰背挺直、肩膀放鬆、下巴收回。

健走

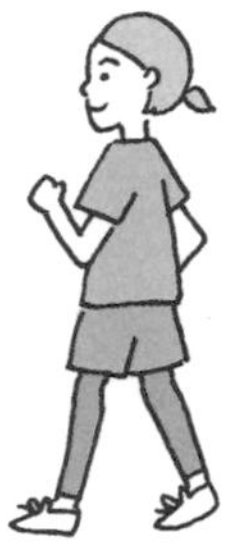

雙腳距離稍微加大，用感覺舒適的速度，最少走上20～30分鐘。而且腳尖要朝向前進方向，從腳跟先著地。

游泳

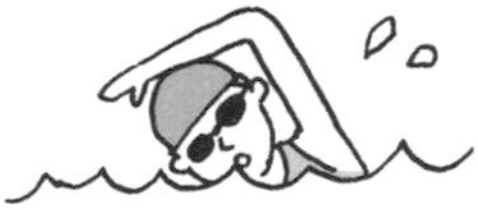

利用水壓促進血液循環，還能達到放鬆的效果。以自由式最有效率，但是想鍛鍊下半身的人，則建議游蛙式。

慢跑

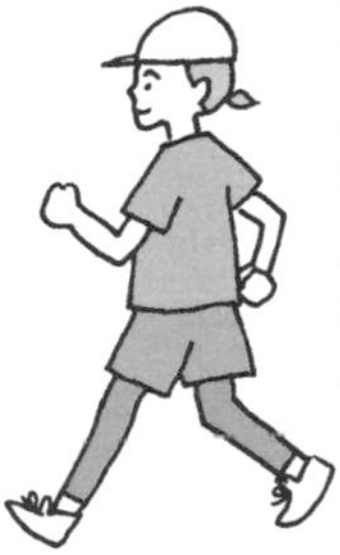

雙腳距離比健走來得更大，類似以合理的速度跑步，屬於升級版的健走運動。理想的速度是可以一邊聊天一邊慢跑。

騎自行車

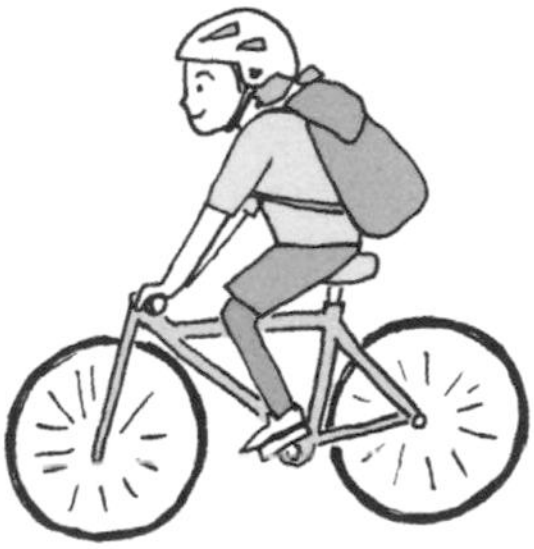

優點是對於腳踝、膝蓋以及腰部等處的負擔較小。想要看出減肥效果的話，必須騎20分鐘以上。

還能降低膽固醇及體脂肪

所謂的有氧運動，就是會同時使用到氧氣、血糖及脂肪，作為活動肌肉的能量，屬於對肌肉負擔較輕的運動。由於會燃燒脂肪，因此也能使血液中的膽固醇及體脂肪下降。

反觀短時間負荷較大的運動，由於不會使用到氧氣，因此稱之為無氧運動。有氧運動最好養成習慣，每天做或是2天做一次。

肌力訓練從上半身開始做起

利用空暇時間
做上半身的肌力訓練

運動時有一大原則
上半身做完再做下半身

持續就是力量！
持之以恆就能提升體溫

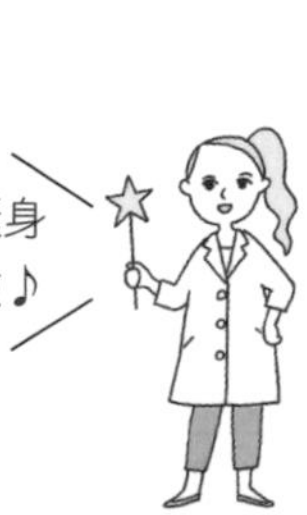

工作時抽空提振一下精神

等長運動

1
雙手於胸前互勾，往兩側用力拉 7 秒鐘。

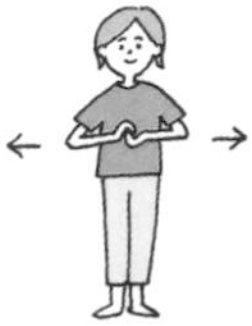

2
雙手保持互勾姿勢繞到後腦勺，往兩側拉 7 秒鐘。

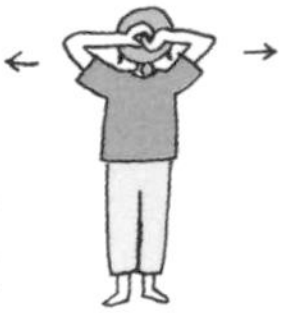

3
雙手保持相同姿勢，腹肌用力挺住 7 秒鐘。

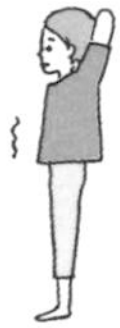

4
雙手保持相同姿勢，雙腳大腿部位用力 7 秒鐘。

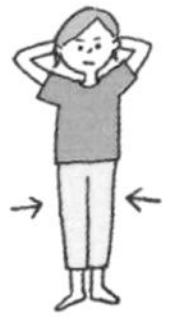

5
接著將腰部往下移動，從臀部至下肢用力 7 秒鐘。

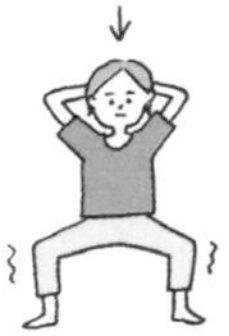

6
膝蓋打直起身站好，用腳尖站立的姿勢維持 7 秒鐘。

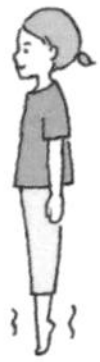

推牆伏地挺身

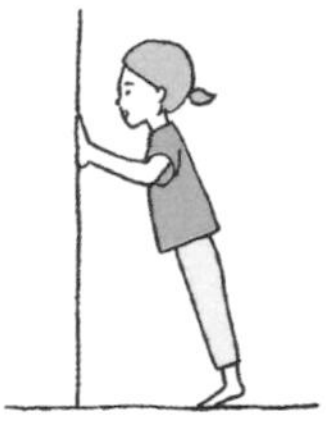

雙臂打開比肩稍寬一些，雙手貼壁，手肘彎曲後使胸部靠近牆壁手肘打直後回到原本的姿勢，並重複上述動作。

萬歲運動

雙腳打開與肩同寬站好，雙手舉高，伸展手肘與側腹，呈萬歲姿勢，並且用力地上下運動。建議 1 天須做到 10 次×5 回合。

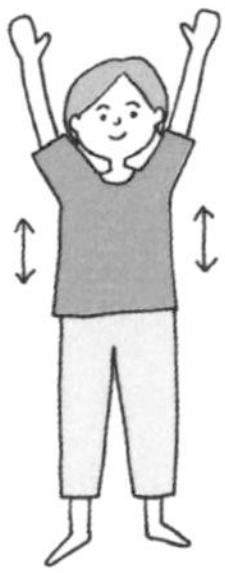

依序從上半身活動至下半身最有效率

運動的基本原則，應先動上半身再動下半身，因為先動下半身再動上半身的話，身體會比較容易疲勞。例如最好依照推牆伏地挺身→練腹肌→健走的順序做運動。

上半身的運動多數比較簡單，也都能利用工作或家事的空檔，甚至趁交通時間抽空來做，所以大家不妨將上半身的運動融入日常生活當中。只要持之以恆，體質就不容易變虛寒！

靠下半身肌力訓練打造溫暖體質

堅持做到「有些難受」的地步
這樣才會更有效

增加負荷的方法就是
多做幾次&多加重量

單腳站1分鐘的負荷
等同於健走50分鐘！

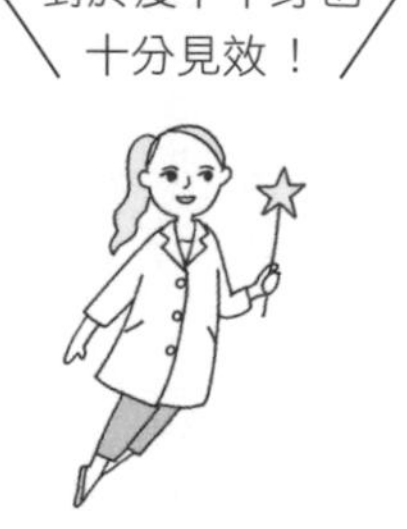

沐浴前及就寢前

深蹲

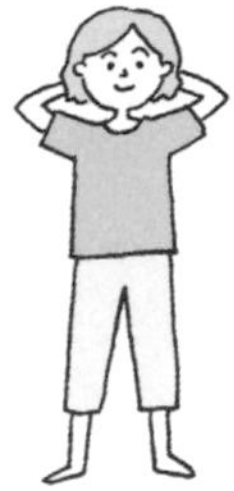

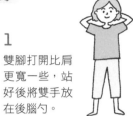

1
雙腳打開比肩更寬一些，站好後將雙手放在後腦勺。

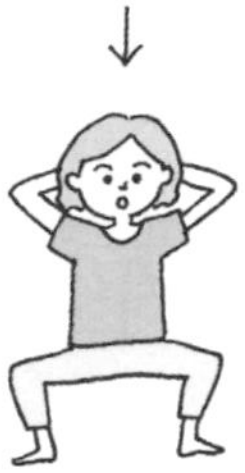

2
維持這個姿勢，一邊吸氣一邊往下蹲。

3
一邊吐氣一邊站起來。建議1天須做到10次×5回合。

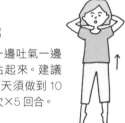

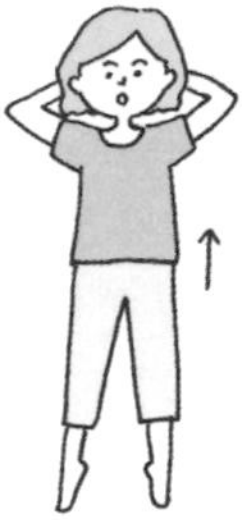

抬腿運動

腰背挺直，分別將單腳大腿往上抬高，但須留意腰部不能前彎。建議左右各做10次，共做5～10回合。

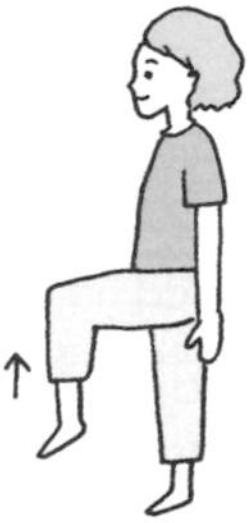

單腳站立療法
(Dynamic flamingo therapy)

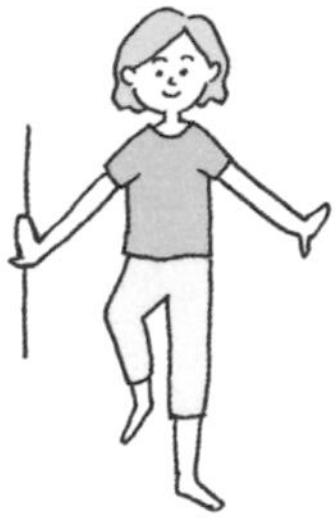

單手扶牆類似紅鶴一樣單腳站立，維持1分鐘即可，這樣的運動負荷等同於健走50分鐘。

腹肌訓練

雙膝彎曲同時往胸部靠近。回到原位，上述動作重複進行。

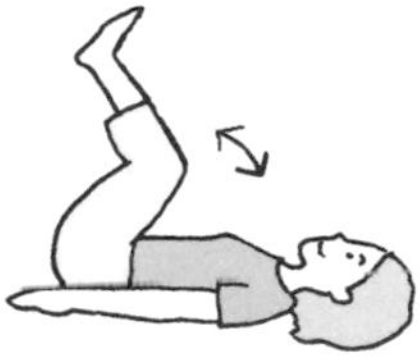

負荷愈大肌肉愈發達

類似抬腿運動以及腹肌訓練這類的肌肉運動，其實有一個祕訣，就是在增加負荷的同時，要做到覺得「有些難受」的地步為止。增加的負荷愈大，肌肉就會愈發達。

想要增加負荷時，有幾個方法，例如多做幾次，或是拿著啞鈴等器材做運動。覺得多做幾次太吃力的人，也可以多加重量就好。

養成在沐浴前或就寢前做運動的習慣，就能培養出溫暖體質！

有氧運動×無氧運動效果倍增！

有氧運動加上無氧運動
可使粒線體數量增加！

粒線體增加
代謝就會變好

代謝變好除了能擺脫虛寒體質
更有助於瘦身減肥

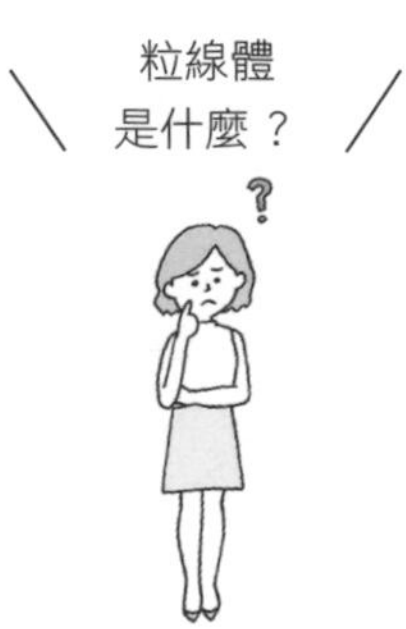

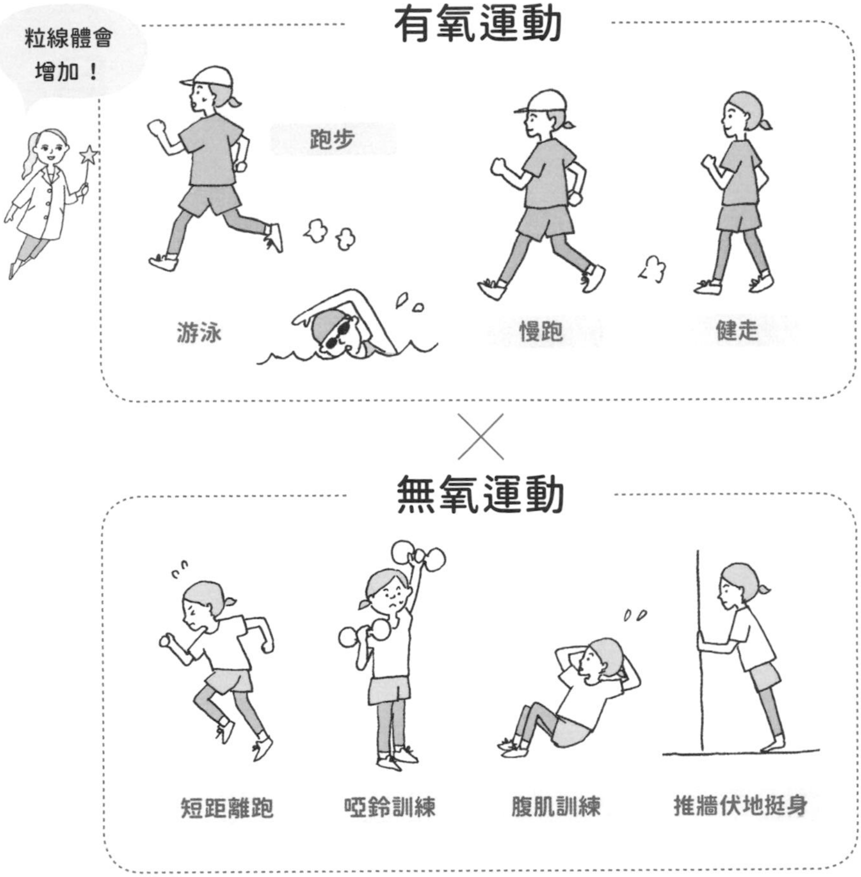
粒線體會增加！
有氧運動
跑步
游泳
慢跑
健走
無氧運動
短距離跑
啞鈴訓練
腹肌訓練
推牆伏地挺身

想要提升代謝就要增加粒線體！

每次運動後，位於肌肉細胞中的粒線體就會產熱，使基礎代謝提升。也就是說，粒線體愈多，代謝愈好，身體就會發熱。

想要增加粒線體，最理想的方法就是進行健走或慢跑等有氧運動，而且每週須做3次以上，另外還要搭配肌力訓練等無氧運動，每週做2～3次。

代謝變好之後，妳就能一步步瘦下來囉！

目標是1天做2次伸展運動

藉由伸展運動讓身體變熱後
內臟機能就會改善

早上做做伸展運動刺激交感神經
晚上做做伸展運動放鬆身心

洗完澡後再做伸展運動
更能促進血液循環，排水效果絕佳

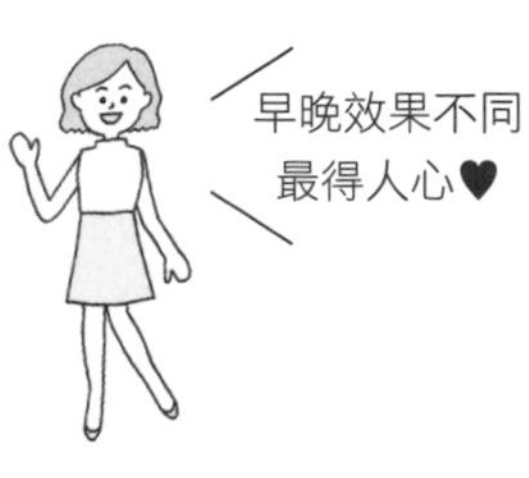

放鬆肌肉改善血液循環

下半身伸展運動

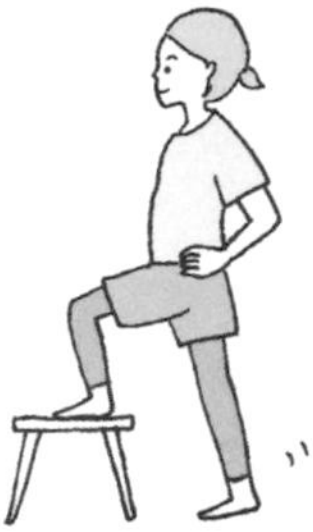

單腳踩在板凳上，雙手叉腰，同時將體重落在板凳上的那隻腳上，用力將腹部頂出去，使臀部伸展開來。

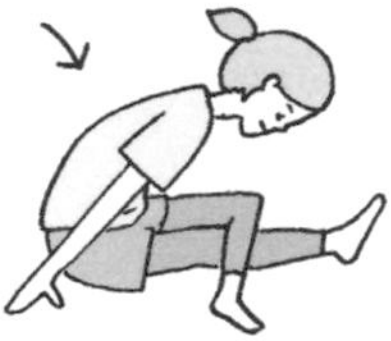

雙腳打直坐在地板上，左腳膝蓋彎曲後，放在右腳外側，呈現４字形。右腳維持打直的狀態，將上半身慢慢地往前彎。

上半身伸展運動

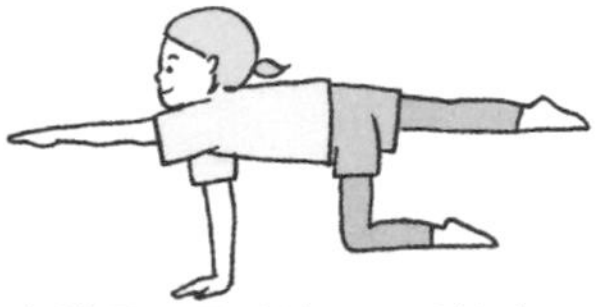

身體呈四足跪姿，單手抬高呈水平，再將另一邊的腳抬高呈水平。維持動作一段時間後，再換另一邊手腳做動作。

髖關節伸展運動

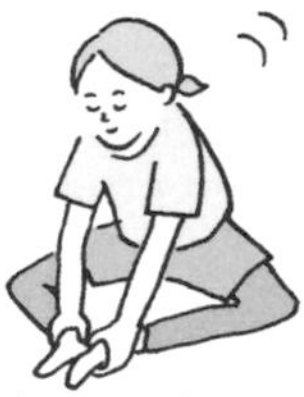

坐在地板上，膝蓋彎曲後雙腳腳底合十，直接將上半身前傾，使雙膝能貼地。並重複動作做４～５次。

全身伸展運動

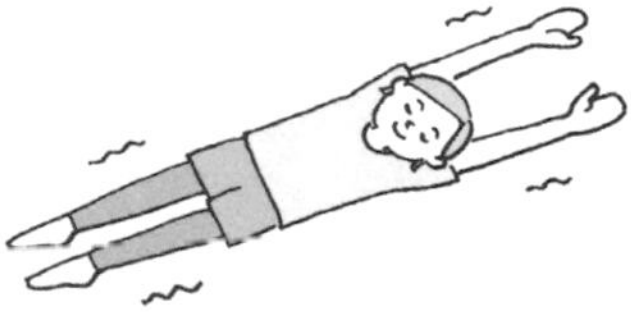

呈仰躺姿，雙手舉高呈萬歲姿勢，全身盡量用力上下做伸展。伸展後再一口氣放鬆。上述動作須重複做數次。

改善血液循環
使內臟復位

藉由活動髖關節、伸展身體這些伸展運動，使肌肉及關節放鬆之後，血液循環就會改善，讓身體暖和起來。而且如能持之以恆地做伸展運動，還能使內臟復位，改善運作機能。

鼓勵大家在早上起床時、晚上就寢前，1天做2次即可。

早上做伸展運動可刺激交感神經，晚上做伸展運動能放鬆身心。另外也建議大家可以在洗完澡後做做伸展運動。

健身房最好每週去3次

每週去1次
會讓千辛萬苦練出來的肌肉量打回原狀

上健身房最大的好處是
有教練陪練、有器材可用

已經加入會員的人
建議每週去3次

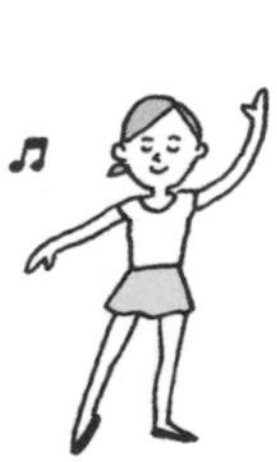

上健身房的好處

1 教練會給建議

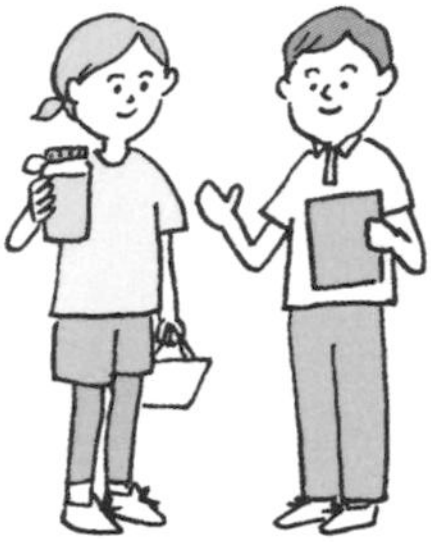

上健身房才有專家能依照個人體質、個性及生活模式，提供適合的運動方式。除了能改善虛寒體質之外，也有助於減肥。

2 利用專業器材有效增強肌力

健身房備有各式專業健身器材，可以專練某些想長肌肉的部位，或是練出自己不容易長出來的肌肉。此外還有一項優點，就是可以調整運動負荷。

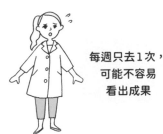

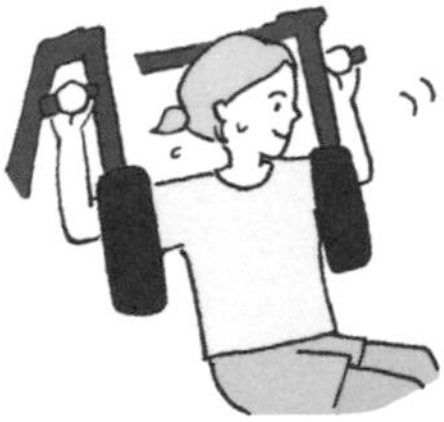

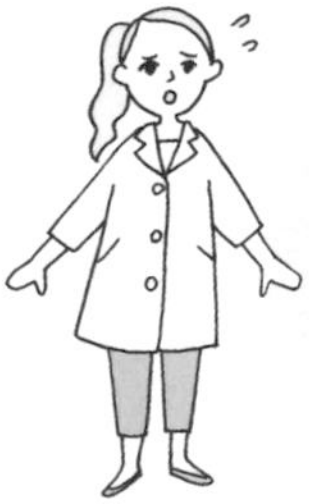

每週只去1次，可能不容易看出成果

3 不受天氣影響

養成慢跑或跑步的習慣之後，有時會因為下雨天，澆熄想要出門運動的興頭。但是室內的健身房就不會受到天氣影響，隨時都能想做就做。

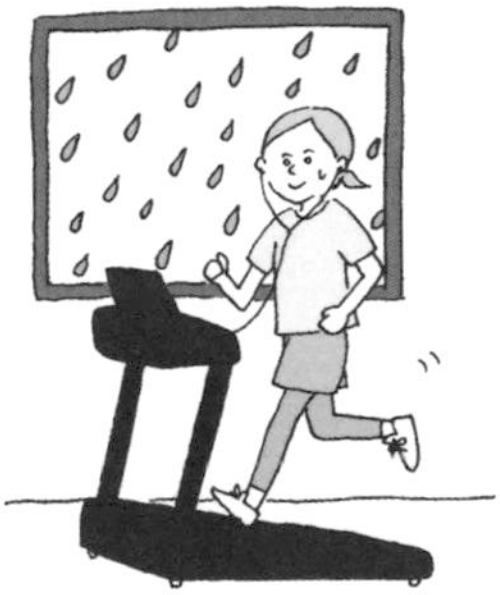

想維持肌力就得每週做3次運動

已經加入健身房或是報名運動課程的人，請勉勵自己每週至少去3次。否則每週只去1次的話，會讓好不容易長出「一點」來的肌肉量，經過1週時間之後又打回「原狀」。

除了上健身房之外，想藉由其他運動將肌肉維持住的人，建議「每週做3次」運動。沒辦法上健身房的日子，不妨跑跑步，或是在家做肌力訓練，才能維持住肌肉量，實現溫暖體質的目標。

養成隨手做肌力訓練的習慣

有空就做肌力訓練
積少成多的運動量也不容小覷

等待時間還有交通時間
都能當作「輕度肌力訓練」時間

建議大家騎自行車移動
盡量少搭車

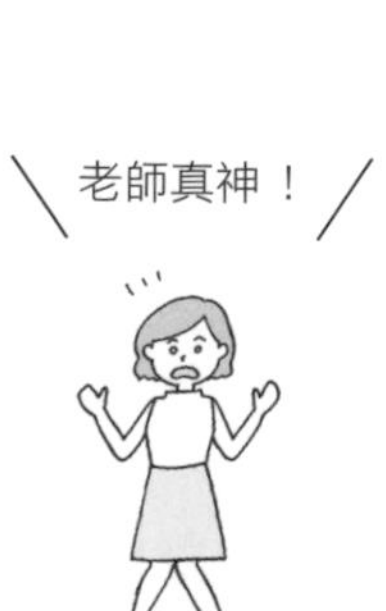

新菜醫師的日常
輕度肌力訓練

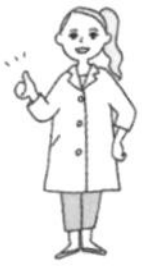

早

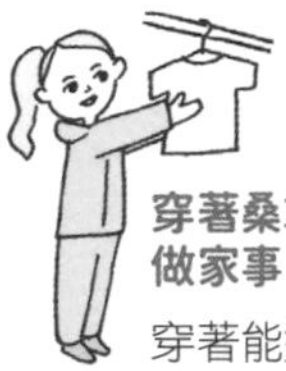

穿著桑拿衣做家事

穿著能逼出一身汗的桑拿衣，準備早餐或洗衣。

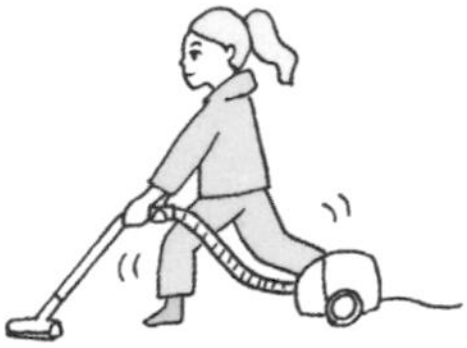

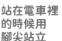

用吸塵器吸地時增加雙腳的運動負荷

用吸塵器吸地時，雙腳盡量前後打開，使重心往下移動，增加雙腳的運動負荷。

午

等電梯的期間做深蹲＆在電梯內做推牆伏地挺身

等待的時間也不能浪費，所以要上下活動上半身做深蹲。

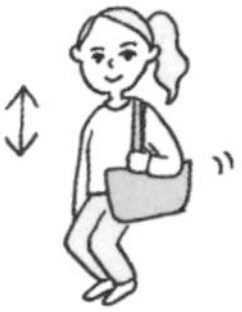

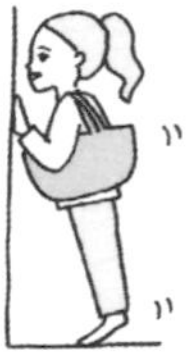

利用電梯內的牆壁，做推牆伏地挺身。

站在電車裡的時候用腳尖站立

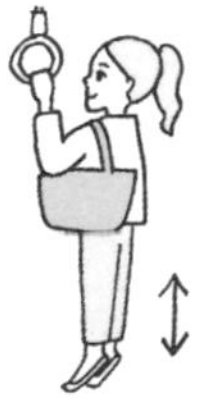

搭上電車後用腳尖站立，這樣就能收縮小腿肚。

晚

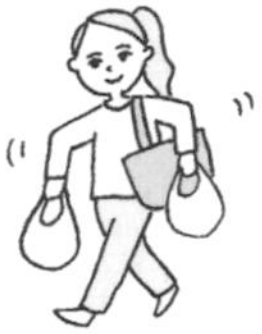

購物回程提著袋子上下移動

提著沉甸甸的購物袋上上下下做運動，可鍛練手臂肌肉。

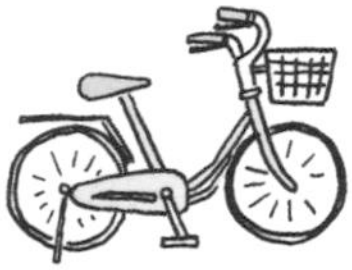

騎自行車選用最重的轉動齒比

交通方式以自行車為主，而且刻意不選電動自行車，還要用最重的轉動齒比來騎！

輕度肌力訓練隨時隨地都能做！

總是抽不出時間做運動的人，只要有空就做肌力訓練，積沙成塔後，運動量同樣不容小覷。

想要認真改善虛寒體質的人，請一定要養成習慣做做「輕度肌力訓練」，例如等電梯時做做深蹲，或是在電梯裡做做推牆伏地挺身。

持之以恆後，肯定能切身體會到體質改善了！

建議大家早上去跑步

早上去跑一跑
保證你中午前都不容易肚子餓

跑步時沐浴在晨光下
還能預防骨質疏鬆症

使血清素分泌出來
帶來滿滿幸福感！

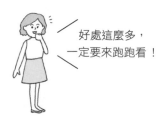

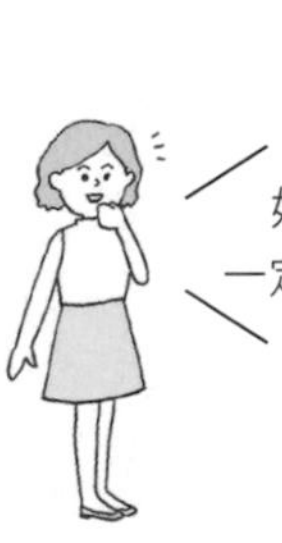

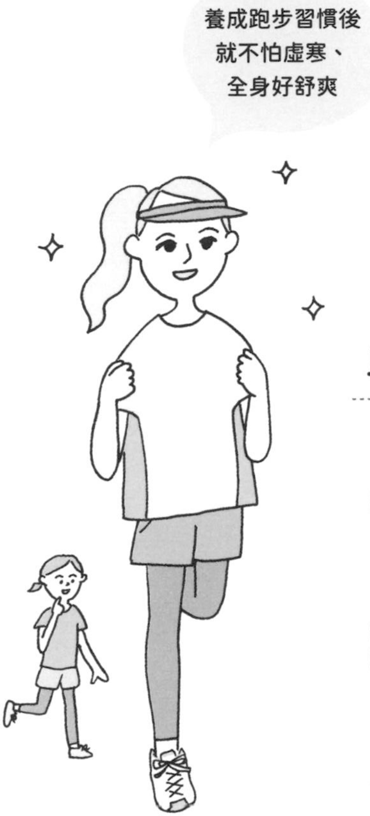

早上跑步的效果

1 使交感神經處於優勢
2 可抑制食慾
3 能生成維生素 D
4 使血清素分泌出來
5 抑制情緒焦躁現象

早上跑步能持之以恆的祕訣

1 設定跑步時間

設定跑步時間，例如「早上上班前去跑 30 分鐘」，養成習慣後，就不會覺得辛苦了。

2 跑個 5 分鐘也好，堅持每天跑

就算是沒心情跑步的日子，比方說當天下雨了，或是這天睡眠不足，也要降低門檻去跑個 5 分鐘或繞個 1 圈。

3 試著報名馬拉松比賽

養成每天跑 30 分鐘或是 5 km的習慣之後，還可以去報名馬拉松比賽。為自己設定目標，這樣跑起來會更有樂趣。

想瘦身的人最好餐前做運動◎

運動後交感神經就會作動，血糖會上升，刺激大腦的滿腹中樞。而且還能抑制增進食慾的賀爾蒙，所以不容易感覺肚子餓。

跑步時沐浴在晨光下，會生成維生素D，可預防骨質疏鬆症，還會分泌出血清素，對於身心都會有很好的改善效果。

所以比起晚上去跑步，早晨去跑步效果會更好！

善用腹式呼吸放鬆身心

腹式呼吸就是
從鼻子吸氣，再從嘴巴慢慢吐氣

近來因壓力造成的虛寒體質愈來愈常見
善用腹式呼吸就能有效改善

做完伸展運動再做腹式呼吸
更能進一步放鬆身心

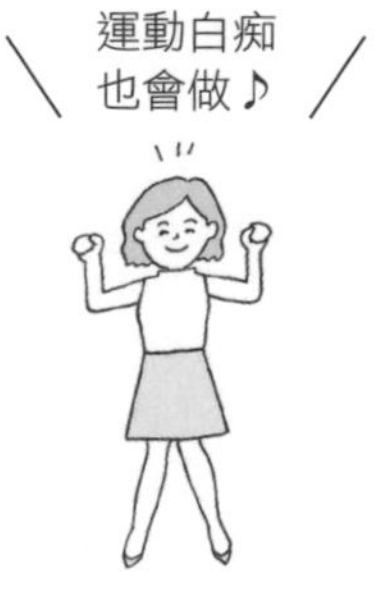

腹式呼吸的注意事項

坐著時

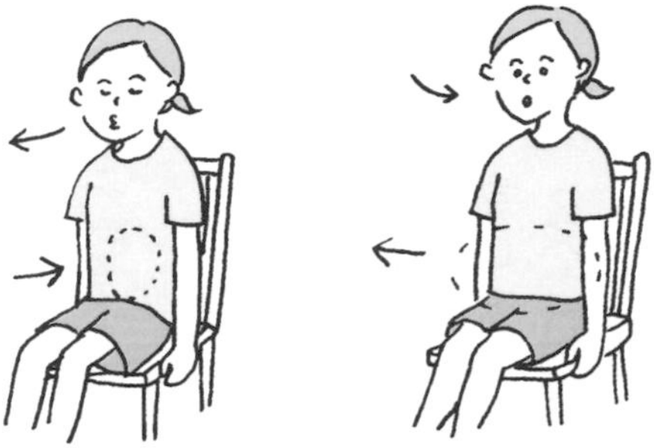

腰背挺直，放輕鬆進行腹式呼吸。例如在辦公室或電車裡，得空就做腹式呼吸。最好還能在腦海裡一邊想像著喜歡的風景◎。

站著時

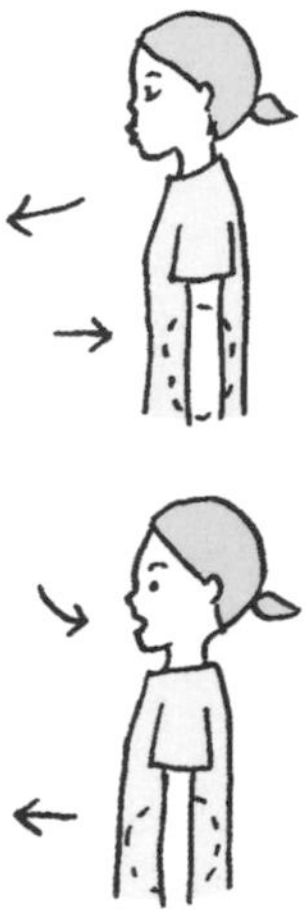

先將腰背挺直，全身放鬆，眼睛閉上，集中精神做腹式呼吸。如果是在眾人面前發表談話，場面緊張時，做做腹式呼吸也能鎮靜情緒。

躺著時

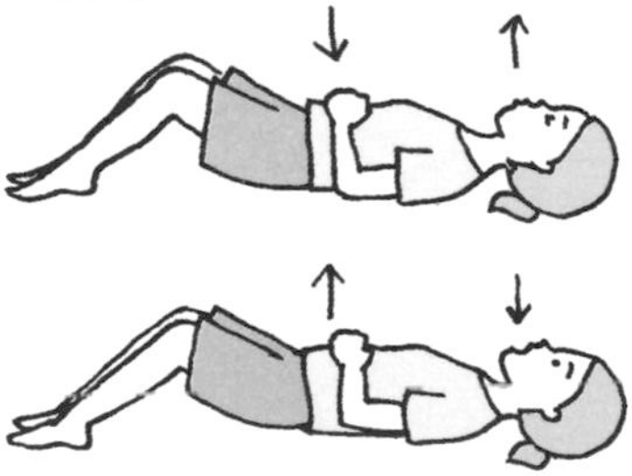

建議睡前躺在床墊上做腹式呼吸。如能將雙手或重物放在肚子上，愈能使注意力集中在腹部。再加上意象訓練，保證能讓人一夜好眠。

腹式呼吸最能有效解決壓力造成的虛寒體質

即便你的體質不容易虛寒，但是在長時間飽受壓力之下，血液循環會變差，有時便會形成虛寒體質。

腹式呼吸最能有效解決這種壓力造成的虛寒體質。進行腹式呼吸時，請閉上雙眼，將腹部鼓起，同時從鼻子緩緩吸氣後，再一面將腹部內縮，一面從嘴巴花點時間慢慢地將氣吐盡。

做完伸展運動再做腹式呼吸的話，還能使身心同時放鬆下來喔！

Column

妳會怎麼做!? 袪寒常識臨時考

本以為這樣做對身體有益，其實對袪寒根本沒幫助。藉由二選一的方式，讓大家搞清楚最容易誤解的注意事項！

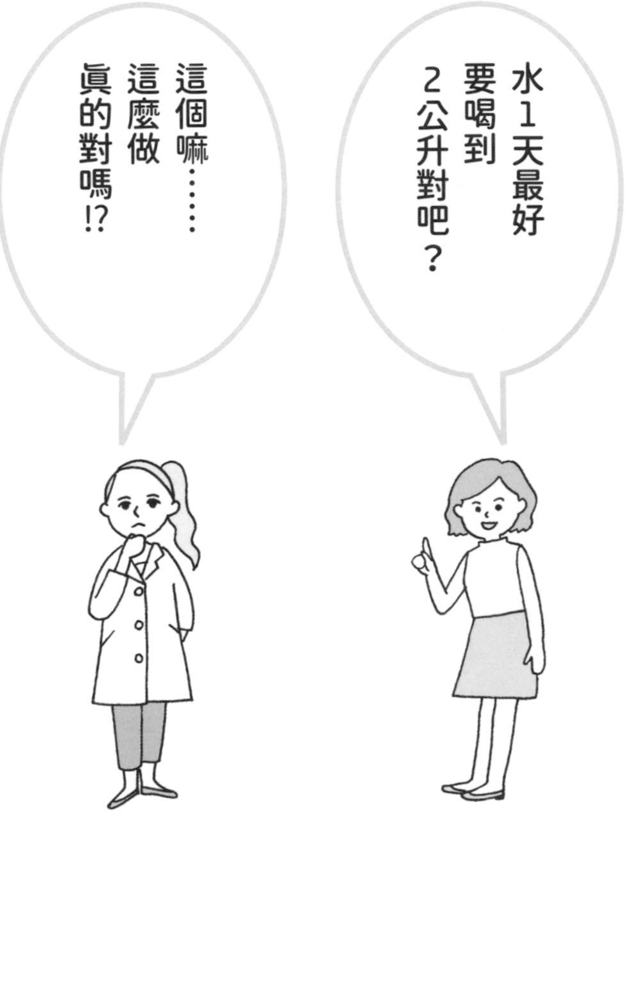
水1天最好要喝到2公升對吧？
這個嘛……這麼做眞的對嗎!?

Quiz 1

1天3餐要好好吃

VS

3餐隨意吃

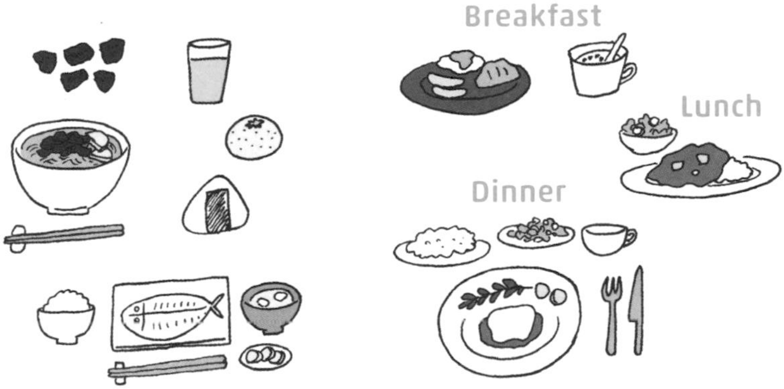
Breakfast
Lunch
Dinner

成人3餐確實吃會過食

青春期最重要的就是1天要吃到3餐，但是成人後就沒必要1天吃到3餐了。所以正確答案是：「3餐隨意吃。」

因為現代是個營養過剩的時代，過食會導致營養攝取太多，血液會變得不清澈。

假使你的飲食習慣是早餐喝紅蘿蔔蘋果汁、午餐吃蕎麥麵、晚餐吃和食的話，就能攝取到必需的營養素，老廢物質也能轉為糞便、尿液或汗水確實排出體外，血液就能常保清淨。

Quiz 2

1天喝2公升的水

VS

渴了再喝水

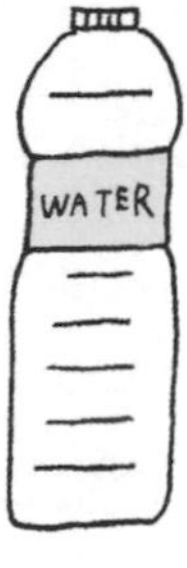

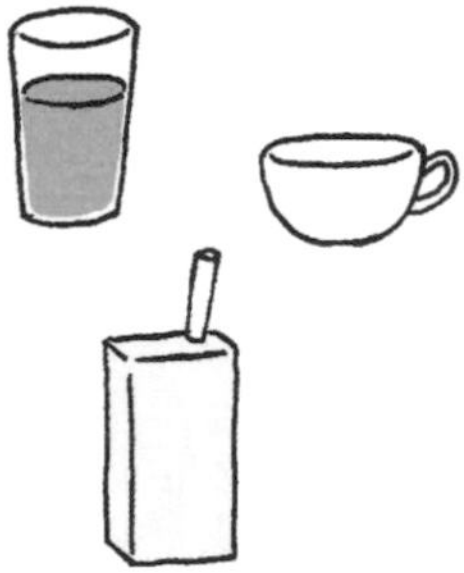

覺得口渴再喝水就好

常聽說「1天必須喝2公升的水」，可是不管喝再多水，體質依舊虛寒的話，原因可能出在細胞並沒有吸收到所需的水分，身體才會畏寒。

所以正確作法是感覺口渴時再喝水，也就是「渴了再喝」。

而且建議大家別喝冰開水，改喝紅蘿蔔蘋果汁或生薑紅茶，才能溫熱身體，還具有排水的效果。

Quiz 3

白酒 VS 紅酒

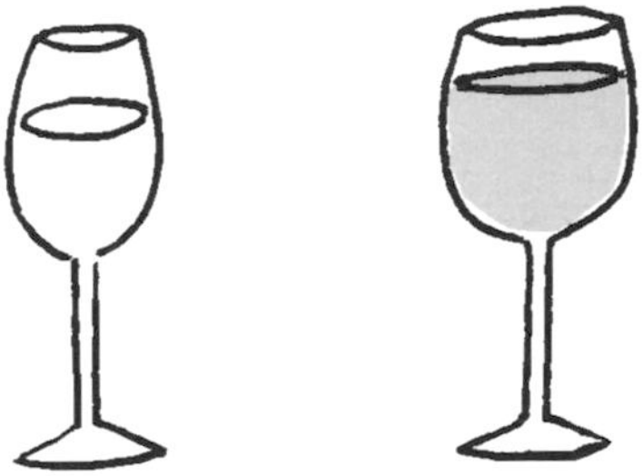

陽性的紅酒才能暖身

不管喝什麼酒，似乎都能讓身體變暖和，但還是建議大家想喝葡萄酒的話，就喝陽性的紅酒，因為白酒屬於陰性，會使體溫下降。

除了紅酒之外，陽性的酒還包含紹興酒、日本酒、芋燒酎、梅酒以及白蘭地等等。反之，陰性的酒則有啤酒、威士忌、麥燒酎。不過威士忌及燒酎只要加熱水稀釋，而不是加水稀釋或加冰塊喝的話，倒是不成問題。

下酒菜也是一樣，請大家挑選一些加了鹽或味噌等陽性食材的菜色來吃。

Quiz 4

起司 VS 牛奶

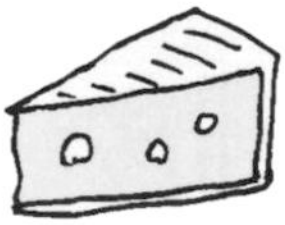

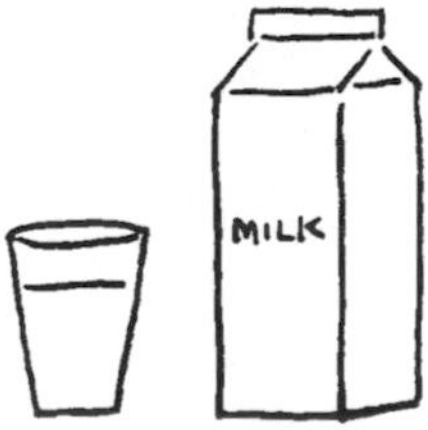

發酵色深的起司屬陽性食物

牛奶屬於陰性食物，會使體溫下降，所以建議大家想吃乳製品就吃起司或優格。雖然同為乳製品，但是經由發酵，顏色變深質地變硬後，就會轉為陽性食物。

優格可定位在牛奶與起司之間，不過放在冷藏庫裡冰涼後的優格會使體溫下降，因此盡量回溫後再吃。享用優格時，如能加入蘋果或蜂蜜，就能使優格變身陽性食物了。

Quiz 5

綠拿鐵 VS 紅蘿蔔蘋果汁

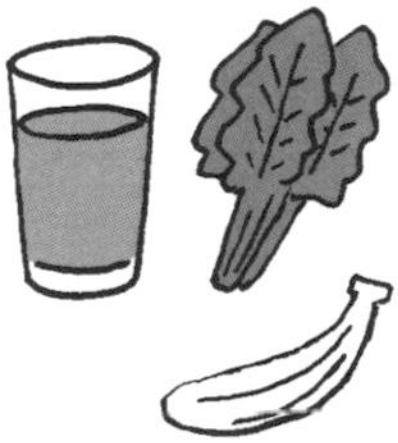

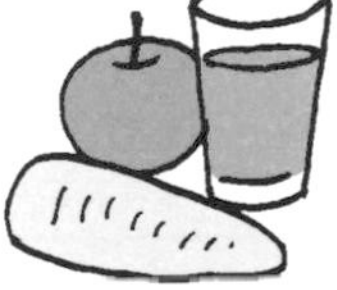

綠拿鐵會讓身體變冷

綠拿鐵也是營養豐富的食物，但是想要擺脫虛寒體質，還是喝紅蘿蔔蘋果汁比較好。因為葉菜類蔬菜會讓身體變冷，南方的水果則會促使體溫下降。

尤其早上的體溫剛要開始上升，一喝下陰性的綠拿鐵，將導致體溫維持在低溫狀態。想讓身體一早就暖呼呼，最好還是喝紅蘿蔔蘋果汁，使體溫能確實上升，今天一整天才會有個美好的開始。

Quiz 6

全身浴 VS 半身浴

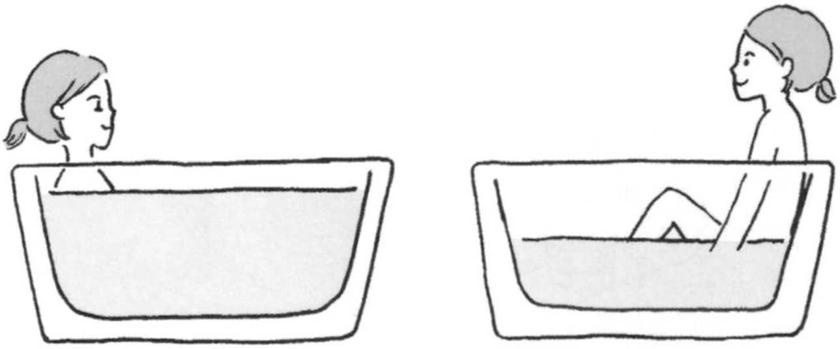

沒時間才泡全身浴，否則慢慢泡個半身浴最好

不管是全身浴或半身浴，都能讓身體由內而外熱起來，還能促進排汗。但要留意，二種泡澡方式的熱水溫度和浸泡時間都不一樣。

熱水高度達心窩的半身浴，用38～40度溫溫的熱水，泡30分鐘左右即可；熱水高度及肩的全身浴，只能用42度左右稍燙的熱水，泡10分鐘左右。沒什麼時間的人，可以泡泡全身浴暖和身體；下半身嚴重虛寒或水腫的人，泡泡半身浴也是不錯的選擇，但是記得要泡到身體由內而外都暖和起來才行。

Quiz 7

穿腹帶 VS 穿好幾層襪子

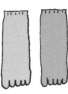

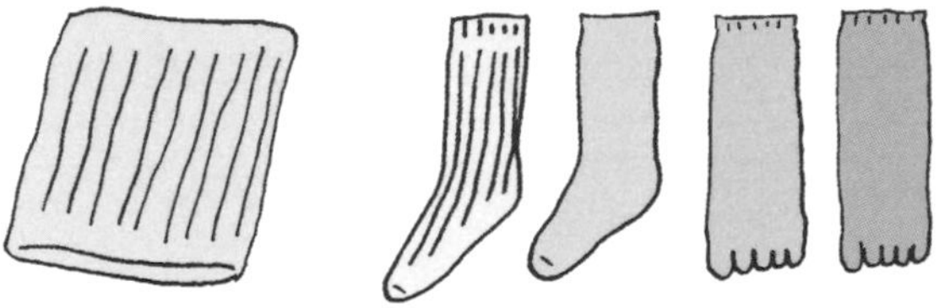

以方便性來說，穿腹帶才是明智之舉

4～5雙絲襪和棉襪交錯著穿好幾層襪子，這種方式也能充分保暖，不過好像有點麻煩吧？

想要保暖，其實穿腹帶最方便。只要讓血流量大的腹部變暖和，溫熱血液就會循環全身，身體很快就不會再感到虛寒。

甚至還能提升子宮及卵巢機能，所以經常有人反應：「生理痛和生理不順都改善了」「我懷孕了」！

Lesson 2

靠「飲食」才能由內暖到外

除了吃些溫熱料理及飲品之外，
再吃些能使身體暖和起來的「陽性食物」，
讓妳從此不再怕冷♪

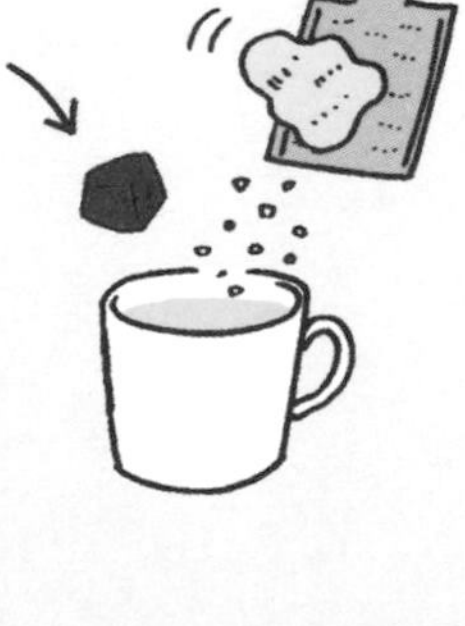

重新檢視早、午、晚的飲食方式

過食恐會血液黏稠
導致虛寒體質

早上爲排泄時間
建議喝紅蘿蔔蘋果汁

一天24小時
務必留時間「空腹」一下

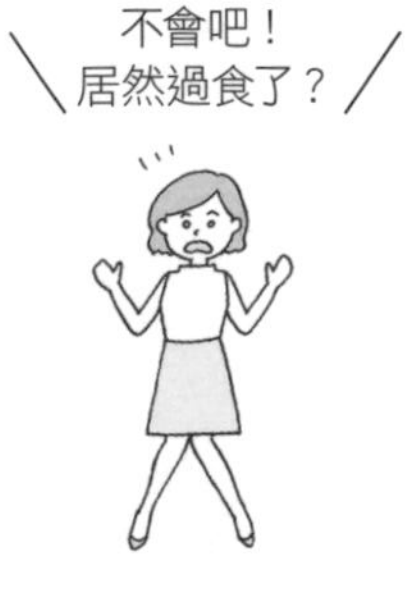

早

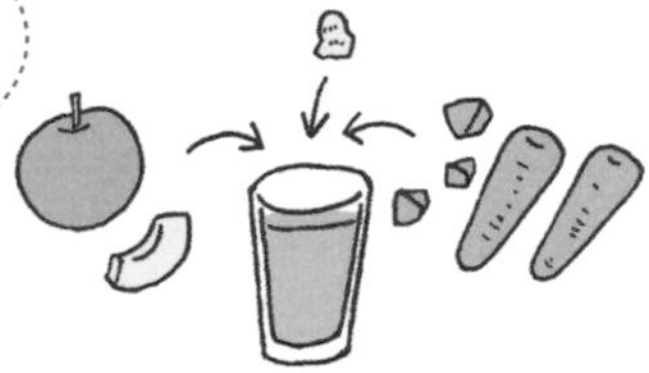

紅蘿蔔蘋果汁

將2根紅蘿蔔、1顆蘋果、1小塊生薑，倒入果汁機中攪打即可完成。可有效攝取到維生素、礦物質及糖分。

午

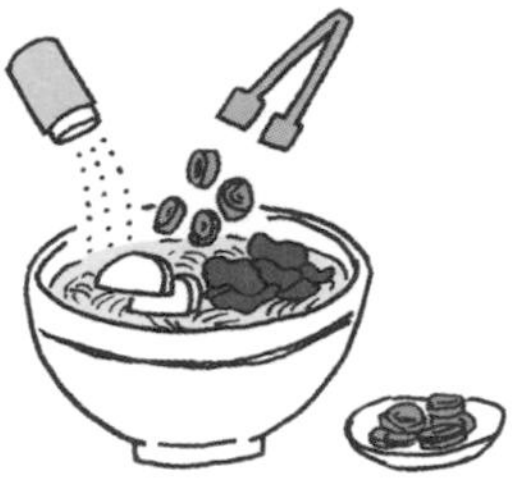

海帶芽蕎麥麵＋辛香料

建議吃好消化的蕎麥麵。容易攝取不足的營養素，可藉由海帶芽及青蔥加以補充。另外撒上大量七味唐辛子，還能使身體暖和起來。

晚

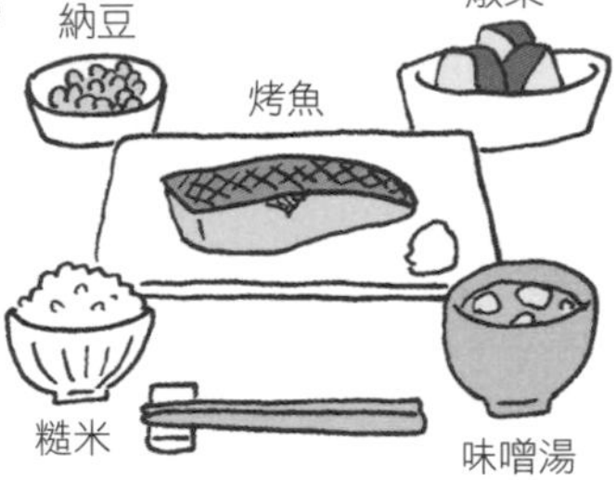

以和食爲主

早餐和午餐吃得清淡，晚上就能吃些愛吃的食物，甚至喝酒也無妨。盡量少吃動物性食物，並以和食為主，而且味噌湯一定不能少。

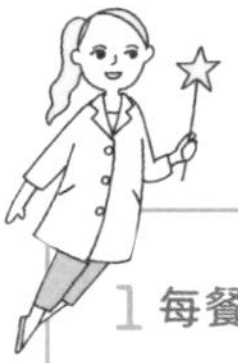

祛寒新菜醫師的

暖身原則

1 每餐吃到八分飽，避免過食！
2 不吃早餐，只喝果汁
3 肚子餓了就喝生薑紅茶
4 午餐吃好消化、加入辛香料的蕎麥麵
5 晚餐以和食菜色爲主

過食會導致血液黏稠

一旦過食，血液將全部集中在腸胃，用來消化吸收食物，這樣一來，血液便不容易流經將老廢物質排出體外的器官，於是老廢物質會滯留體內，導致身體虛寒。

尤其早晨是將體內不需要的物質排出體外的時間，所以單喝紅蘿蔔蘋果汁就好，直到中午前什麼東西都不吃也無妨。口渴了就喝生薑紅茶，午餐再吃蕎麥麵，晚上吃些以日式料理為主的粗食。

想要排出體內的老廢物質，切記一定要讓自己保留空腹的時間。

低醣飲食前先想清楚！

千萬小心
不要過度限醣了

理想的飲食習慣
取決於牙齒數量

以穀物爲主並攝取蔬菜
肉類及魚類少量即可

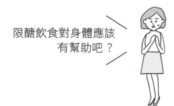

動物都會配合牙齒狀況攝取飲食！

門齒（側切齒、中切齒）

8顆
↓
25%
蔬菜、水果

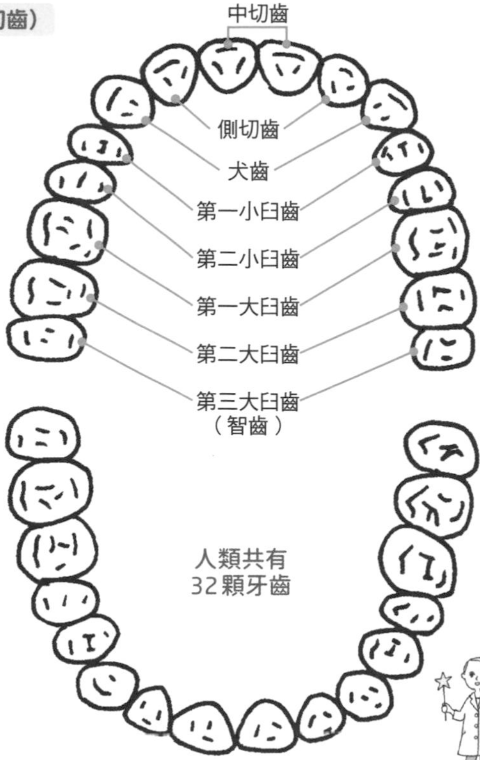
中切齒
側切齒
犬齒
第一小臼齒
第二小臼齒
第一大臼齒
第二大臼齒
第三大臼齒
（智齒）
人類共有
32顆牙齒

臼齒

20顆
↓
62.5%
穀物

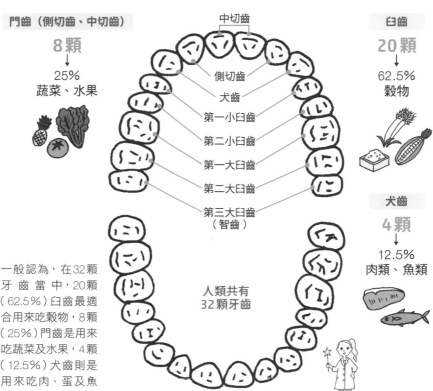

犬齒

4顆
↓
12.5%
肉類、魚類

一般認為，在32顆牙齒當中，20顆（62.5%）臼齒最適合用來吃穀物，8顆（25%）門齒是用來吃蔬菜及水果，4顆（12.5%）犬齒則是用來吃肉、蛋及魚等動物性食物。

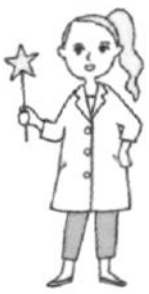

牙齒會告訴我們如何正確飲食

現代人的飲食，多數習慣吃高蛋白食物，蔬菜容易攝取不足，所以才會導致高血糖、高脂血症、高血壓等疾病，這在過去其實並不常見。近來在低醣風潮影響下，甚至有人開始減少穀物的攝取。

究竟該吃哪些食物才正確呢？這點只要觀察牙齒即可一目了然。從營養吸收的角度來看，最理想的飲食應配合牙齒的比率，以穀物為主，再吃些蔬菜及水果，動物性食物少量即可。

肚子餓時先拿深色食物來吃

深色食物較耐餓且富含礦物質

盡量避免偏白鬆軟的食物

若要從和菓子與西點二擇一當然要選和菓子！

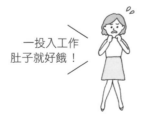

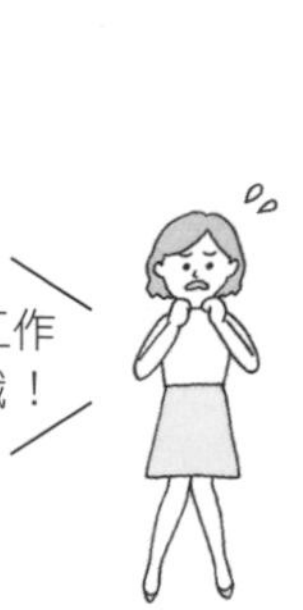

能讓身體變暖的零食

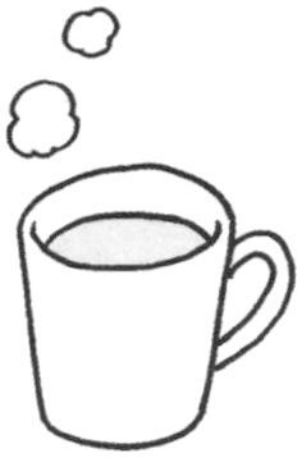

熱可可

特色是可輕鬆攝取到食物纖維。飲用時如能加入黑糖和豆漿，不但更營養也更美味。

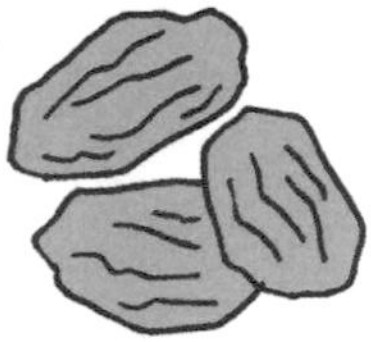

西梅乾

富含礦物質、維生素及食物纖維。另外也推薦大家吃各種水果乾，例如葡萄乾等等。

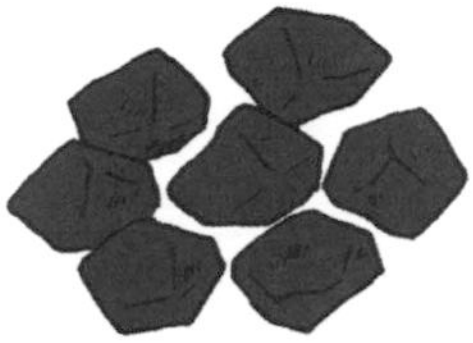

黑糖、紅糖

含有豐富的礦物質。可以直接取一小塊來吃，也可以加入生薑紅茶或熱可可裡飲用。

巧克力

屬於抗氧化物質。建議挑選內含大量可可多酚等營養成分的高純度巧克力來吃。

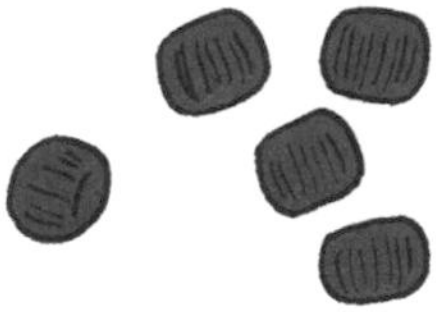

黑糖糖果

以黑糖為原料製成，吃一顆就能攝取到礦物質。建議大家可以在包包裡放顆黑糖糖果。

NG零食

偏白且鬆軟的食物會使體溫下降

類似泡芙、蛋糕及冰淇淋這類偏白且鬆軟的西點，都是以麵粉、牛奶、白砂糖為原料所製成，這些食材統統會導致體溫下降。所以想吃甜食的話，應選擇黑糖或蜂蜜這類礦物質含量多的糖分來吃。

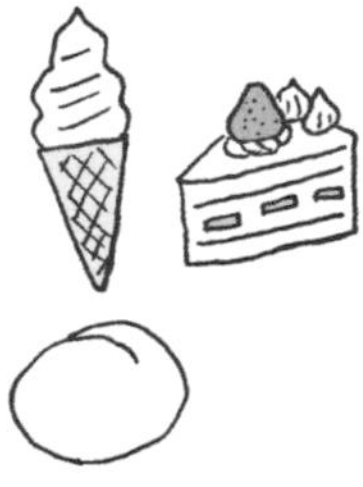

既然要吃就吃能暖身的食物

肚子有點餓的時候，就會讓人想拿甜食來吃，既然要吃，就該吃些能暖身的食物。

類似黑糖及西梅乾等深色食物，可使血糖迅速上升，將空腹而想暴吃的食慾壓制下來，而且還能攝取到礦物質，可說是一石二鳥；反之，偏白且鬆軟的食物則會使體溫下降。想吃零食時，選擇和菓子會比西點好得多。

攝取能暖身的食材

體質虛寒的人
應積極攝取陽性食物

陽性食物呈紅、黑、橘色
冬季盛產、北方收成的食物

陰性食物只要多一道工夫
也能轉變成陽性食物

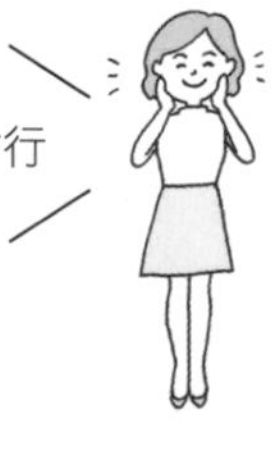

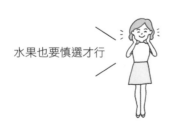

使體溫下降 的陰性食物		能溫熱身體 的陽性食物
烏龍麵、白米、白麵包	碳水化合物	蕎麥麵、糙米、黑麥麵包
葉菜類蔬菜、茄子、小黃瓜、白蘿蔔、豆芽菜、番茄	蔬菜	紅蘿蔔、牛蒡等根莖類蔬菜、南瓜
香蕉、鳳梨、葡萄柚、芒果、奇異果、西瓜、哈蜜瓜	水果	蘋果、櫻桃、葡萄、梅乾
白肉魚、豆漿、豆腐、白芝麻	蛋白質	紅肉魚、海鮮類、納豆、黑芝麻
白酒、啤酒、綠茶、咖啡	酒、飲品	紅酒、黑啤酒、梅酒等等、紅茶、熱可可
醋、美乃滋、白砂糖	調味料	鹽、味噌、醬油、黑糖

夏季蔬菜多爲陰性食物

多爲深色

多爲大家愛吃的水果

北方收成的水果

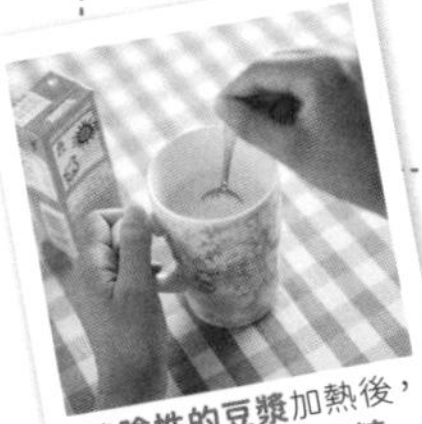

將陰性的豆漿加熱後，再加入陽性的黑糖

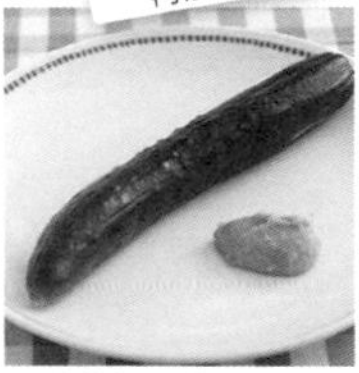

陰性的小黃瓜佐以陽性的味噌

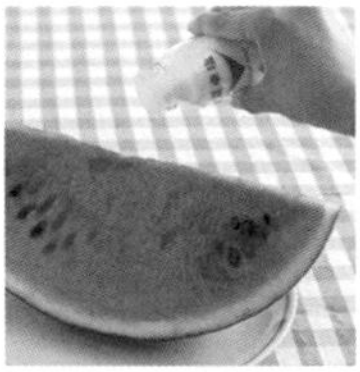

陰性的西瓜撒上陽性的鹽

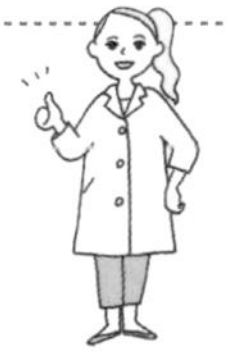

可依照顏色、收成地、季節來分辨！

怕冷又屬陰性體質的人應積極攝取陽性食物

中醫有一套「陰陽論」，認為怕冷的人屬於陰性體質，將身體溫熱的人歸類為陽性體質。食物也能分成陰性食物與陽性食物，陰性體質的人應多加攝取陽性食物。

分辨陰性食物和陽性食物的方法很簡單，陰性食物呈藍、白、綠色，盛產於夏季，可於南方收成。

另外陽性食物呈紅、黑、橘色，盛產於冬季，可於北方收成。陰性食物記得要加上陽性食物，例如西瓜可以加鹽來吃。

隨時隨地善用生薑過生活

超級食材生薑
7成中藥都少不了它

即可預防血栓
1天吃2個大拇指大的分量

千變萬化用法多多！
磨泥、醋醃、磨粉……

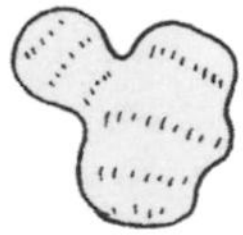

生薑紅茶的作法

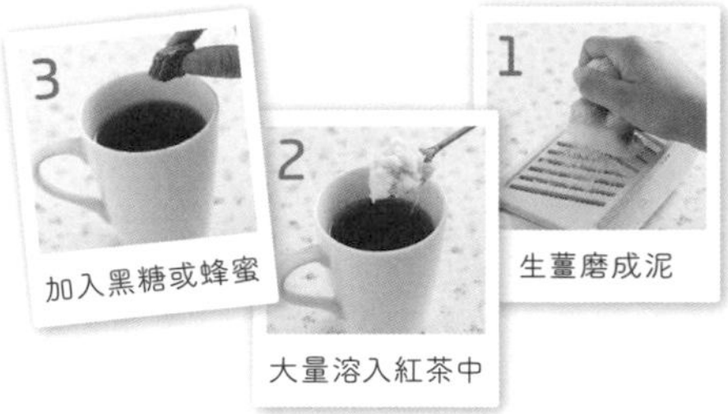
1 生薑磨成泥
2 大量溶入紅茶中
3 加入黑糖或蜂蜜

工作中

喝杯生薑紅茶歇口氣

肚子餓的時候，養成習慣喝杯生薑紅茶，此時記得紅茶內要加入大量薑泥。

早餐

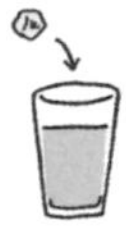

紅蘿蔔蘋果汁加生薑

每天用果汁機打杯紅蘿蔔蘋果汁，再加入一小塊生薑。

醋薑的作法

生薑洗淨後去除外皮髒汙處，稍微乾燥後連皮切成薄片。放入乾淨的密封玻璃瓶中，倒入能淹過生薑的醋。放入冷藏庫冰1天以上，變成淡粉紅色即可。

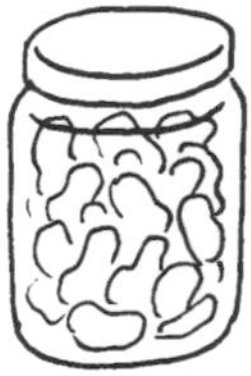

1天吃2個大拇指大的分量可預防血栓

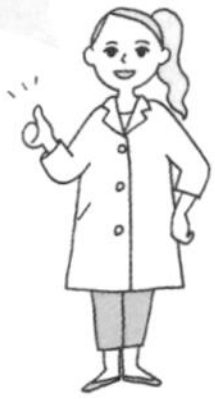

晚餐

將醋薑加進配菜裡

醋薑切碎後，撒在沙拉或納豆上。味噌湯裡頭也能加入薑泥或是蒸生薑粉。

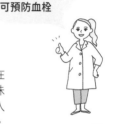

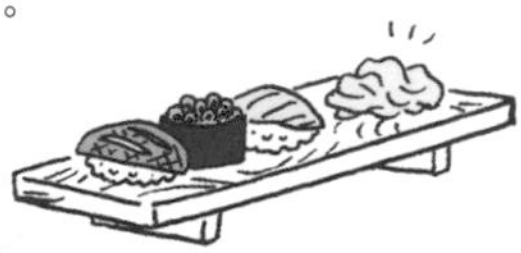

外出旅行

必帶蒸生薑粉與味噌

帶著蒸生薑粉和味噌出門。這樣到了住宿地點後，也能將味噌、薑粉倒入杯中再注入熱水來喝。

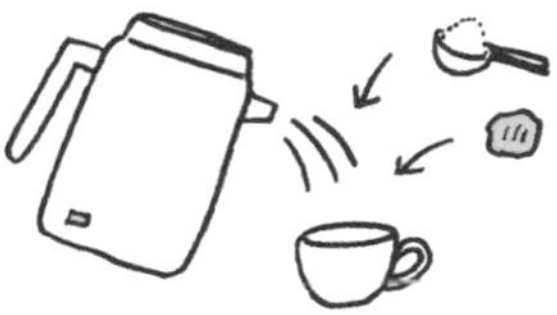

外食

上壽司店務必多吃醋醃薑片

外食時建議上壽司店。此時務必大吃特吃醋醃薑片。

超級食材生薑還能防癌

生薑具有促進血液循環的作用，除了能使身體變熱，還可提升新陳代謝、活化白血球運作……，而且據說約7成的中藥都少不了它，堪稱超級食材。

生薑的辣味成分來自薑油和薑酚，具有抗發炎作用，還能消除活性氧，所以可有效防癌。

每天的飲食中，請務必多加攝取生薑。

蒸過的生薑力量更強大

將生薑乾燥後
溫熱成分的力量更強大

用蒸鍋或烤箱
乾燥至酥脆爲止

再用磨粉機打成粉
外食時也能隨手撒幾下來吃

\ Power Up ! /

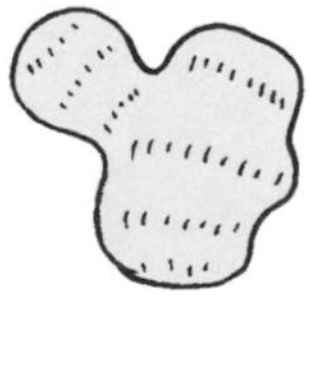

蒸生薑的作法

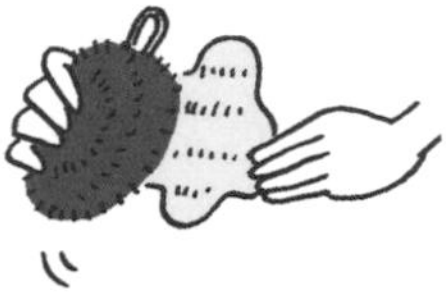

1 將生薑洗淨

連皮用棕刷仔細地用水洗淨，將髒汙的部分刷掉即可。

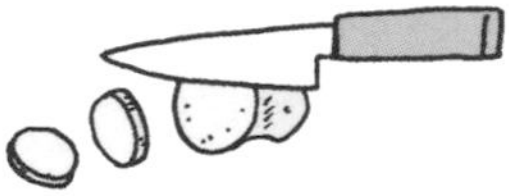

2 切成 1 mm厚

與纖維呈垂直方向，切成1mm厚。提醒大家，切得太厚將不容易乾燥。

3 用微波爐或蒸鍋加熱

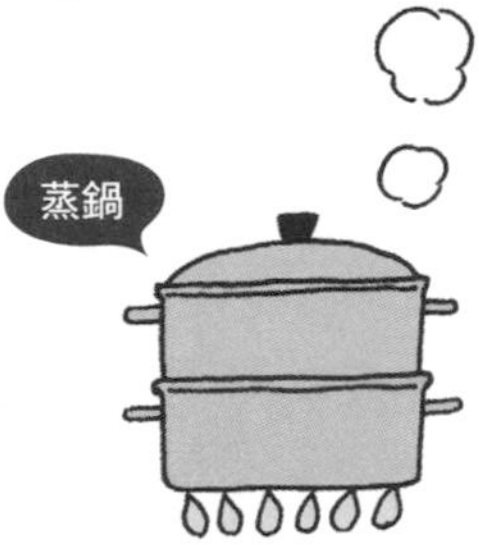

蒸30分鐘左右，聞到甜甜的味道後熄火，攤平在竹篩或盤子上，乾燥至所有生薑變酥脆為止。

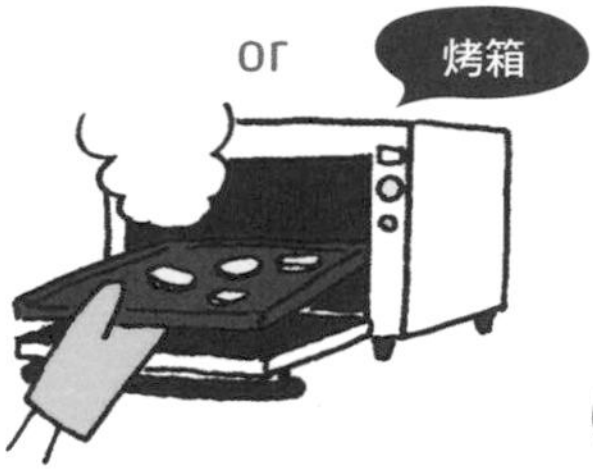

以80度烤箱加熱約1小時。待變成咖啡色、感覺完全變乾就完成了。

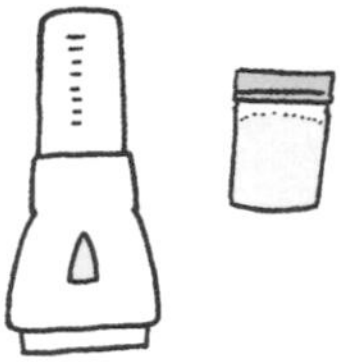

4 用磨粉機打成粉再保存

乾燥後的生薑，可直接保存，或是用磨粉機打成粉再保存。最多能放3個月。

如何善用蒸生薑

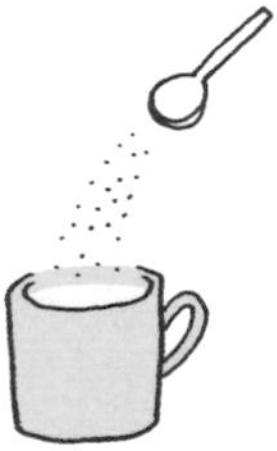

蒸生薑磨成粉後，加入紅茶、熱水、梅醬番茶中，就能每天輕鬆攝取生薑了。

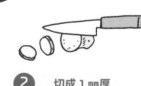

生薑蒸過後 溫熱效果更好

生薑生吃的效果也不錯，但是加熱後再乾燥的話，屬於溫熱成分的薑酚會增加10倍，更能使身體由內而外溫熱起來。

建議大家將生薑蒸過之後再乾燥，製成「蒸生薑」。只要將老薑切片，用蒸鍋或烤箱蒸過再乾燥即可。磨粉後，外出時還能帶著用，更方便。

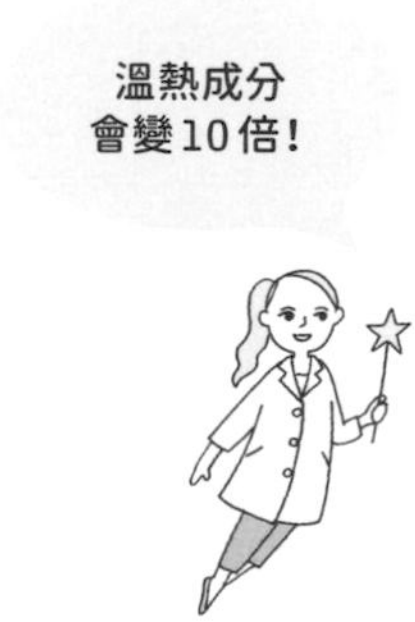

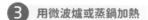

高麗菜威力十足

生高麗菜內含維生素U
可修復胃黏膜

料理成醋高麗菜
促進血液循環的效果更好！

也推薦大家吃發酵高麗菜
酵素增加改善代謝

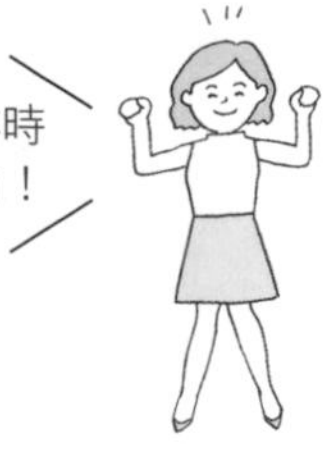

醋高麗菜的作法

高麗菜切絲後倒入玻璃瓶中，加醋淹過所有的高麗菜，蓋上瓶蓋後冰在冷藏庫裡，醃漬1週～10天後即可美味品嚐。冷藏約可保存2週時間。搭配肉類料理享用更加清爽美味。

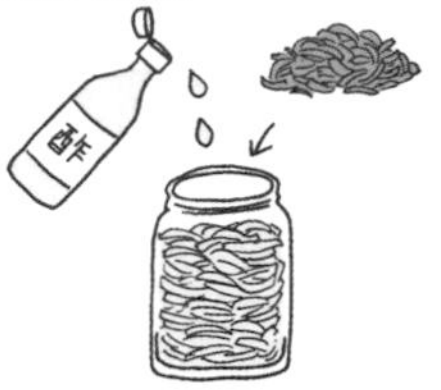
酢

發酵高麗菜的作法

將1顆高麗菜切絲後倒入夾鏈袋中，加入4小匙鹽、1/2小匙糖混合均勻，擺上重物置於常溫下3～6天使高麗菜發酵。高麗菜發酵後，酵素會增加，有助於提升代謝。植物性乳酸菌增多後，還能調整腸道環境。

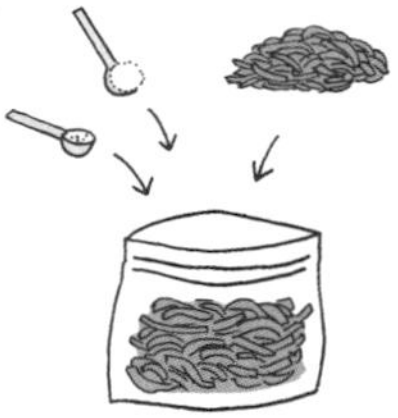

高麗菜的驚人功效

- ●維生素C（抗氧化作用、美肌作用、提升免疫力、恢復疲勞、對抗壓力）
- ●維生素U（生吃高麗菜時，可修復胃黏膜）
- ●維生素K（止血作用、預防骨質疏鬆症）
- ● β 胡蘿蔔素（在體內轉變成維生素A，強化皮膚及黏膜的免疫力，改善眼睛疲勞現象）
- ●維生素B群（有助於代謝熱量）
- ●異硫氰酸酯（抑制癌細胞增殖）
- ●葉酸（預防貧血、幫助胎兒發育）
- ●鉀（利尿作用、降壓作用）
- ●食物纖維（改善排便、美肌、使膽固醇及糖分吸收變穩定）

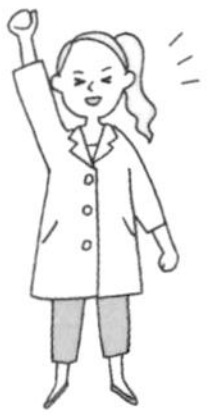
切成絲
就能大口大口
吃下肚！

高麗菜具有整腸健胃的效果

高麗菜除了內含維生素U及溶血磷脂酸，可修復胃黏膜、改善腸胃不適之外，還含有豐富的維生素C及食物纖維，甚至具有提升體溫、強化免疫力的作用。

順帶提醒大家，生吃高麗菜對於吸收維生素U和溶血磷脂酸的效果更佳，所以最好打成果汁或料理成沙拉享用。

另外想要吃得健康的人，也推薦大家吃「醋高麗菜」或「發酵高麗菜」。

醋洋蔥奇效備受注目！

洋蔥是抗癌效果強大的陽性食物

將紅洋蔥泡在黑醋裡製成的醋洋蔥最好每天都要吃！

醋屬於陰性食物
但是吃糙米製成的黑醋不易使體溫下降

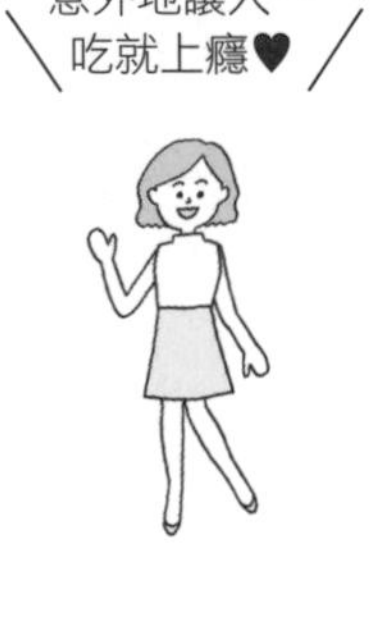

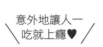

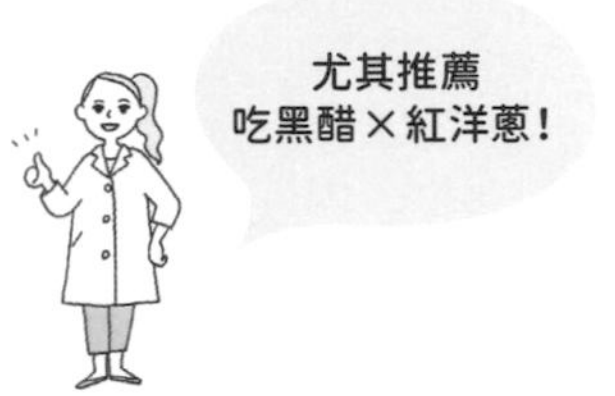
尤其推薦
吃黑醋×紅洋蔥！

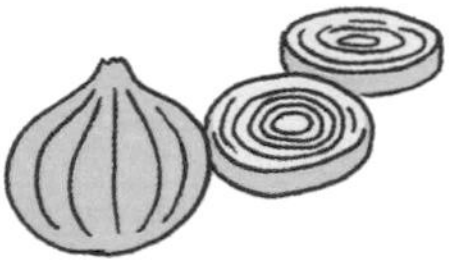

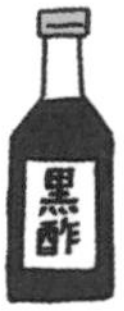
黑酢

紅洋蔥的威力

內含屬於紅色素的花色素苷，這種多酚的最大特色，就是具有強大的抗氧化作用。

黑醋的威力

使用糙米作為原料，經長時間發酵熟成，因此富含維生素、礦物質及胺基酸。

黑醋紅洋蔥的作法

將400mℓ黑醋、1個沿著纖維切成薄片的紅洋蔥、3大匙蜂蜜倒入保存容器中。冰在冷藏庫3天左右，再淋在沙拉或肉類料理上享用。

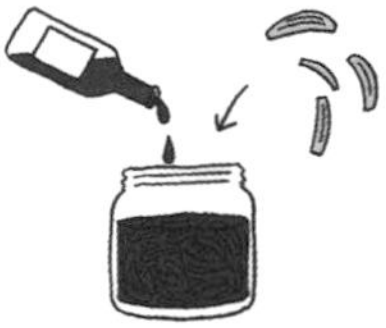

醋洋蔥的神奇功效

- ●降低血壓
- ●降低血糖
- ●清澈血液
- ●防止動脈硬化
- ●降低膽固醇
- ●恢復疲勞
- ●改善腸道環境
- ●預防骨質疏鬆症
- ●提升免疫力
- ●防止老化
- ●具抗過敏作用
- ●幫助減肥

洋蔥和蜂蜜同屬能暖身的陽性食物

洋蔥屬於能讓體溫上升的陽性食物，還具有強大的抗癌效果，公認為是最需要積極攝取的食材之一。

建議大家將紅洋蔥用黑醋和蜂蜜醃漬，製成「醋洋蔥」來吃。

醋原本是會讓體溫下降的陰性食物，不過因為黑醋使用了糙米作為原料，富含營養，據說不容易使體溫下降。蜂蜜同屬陽性食物，含有大量的維生素及礦物質，如此優秀的食材還內含寡醣，有助於整頓腸道環境。如能每日少量攝取，保證能改善虛寒體質。

鹽分絕非十惡不赦！

鹽是人體不可或缺的陽性食物

建議大家別吃精製鹽要吃就吃富含礦物質的天然鹽

最好每天來一碗味噌湯！

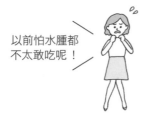

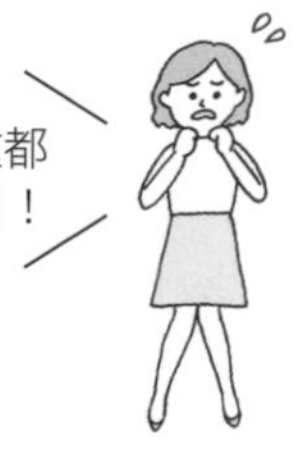

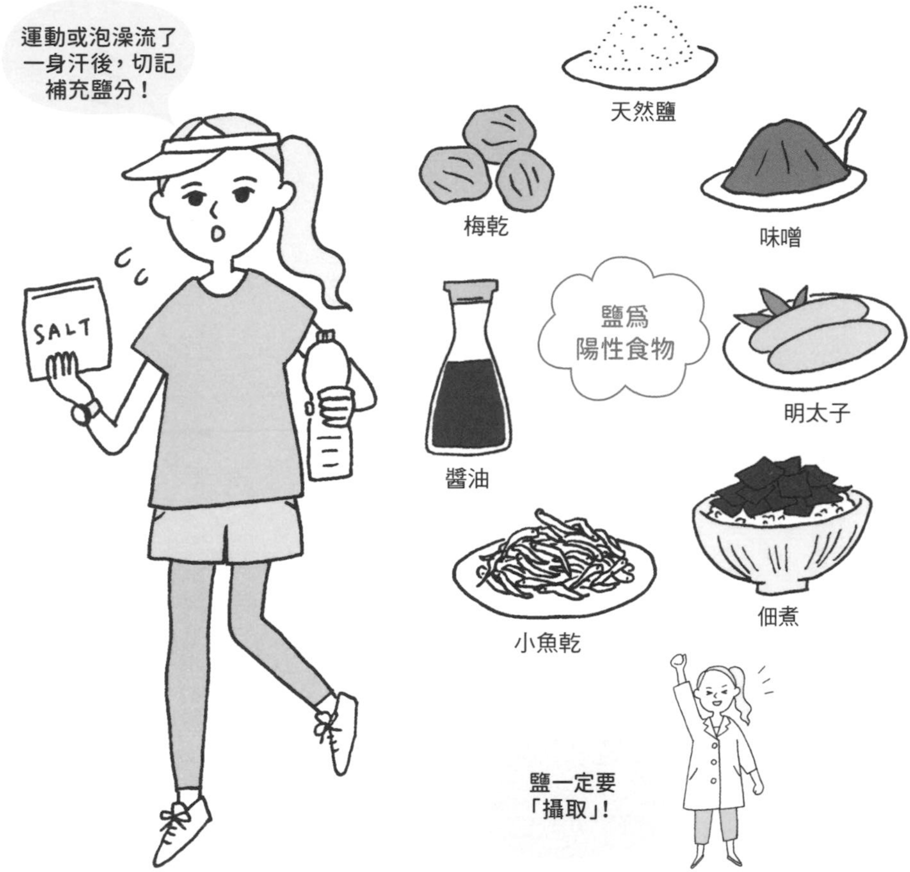
運動或泡澡流了
一身汗後，切記
補充鹽分！
SALT
天然鹽
梅乾
味噌
醬油
鹽爲
陽性食物
明太子
小魚乾
佃煮
鹽一定要
「攝取」！

需要適度鹽分才能使體溫上升

自從1960年代興起減鹽風潮以來，「鹽吃多不好」的觀念根深柢固，其實我們的身體少了鹽分可不行。因為不管是血液、胃液、汗水或是尿液，這些人類的體液當中，全都內含鹽分。

天然鹽產自大海，含有大量礦物質，屬於陽性食物，還能使體溫上升。

請大家要適度攝取鹽分，例如1天不妨來1碗味噌湯。

多吃抗癌效果佳的食材

癌症你我都不陌生
屬於一種生活習慣病

抗癌效果佳的食物
同時也能有效祛寒

生薑及紅蘿蔔
就是抗癌效果最強的食材

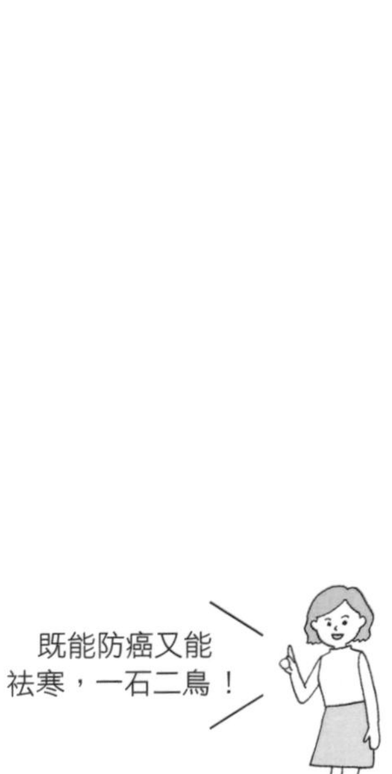

美國國立癌症研究所
抗癌食物排行榜

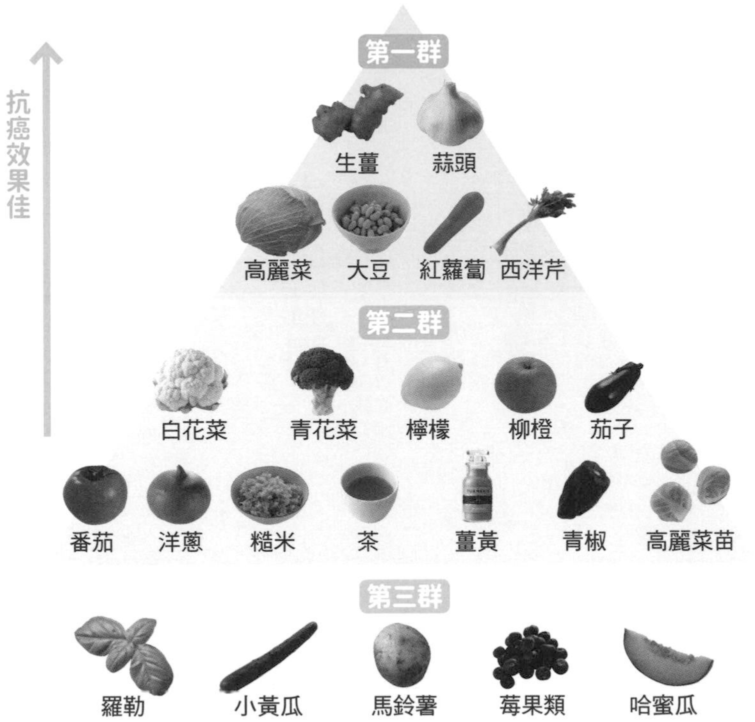
抗癌效果佳
第一群
生薑
蒜頭
高麗菜
大豆
紅蘿蔔
西洋芹
第二群
白花菜
青花菜
檸檬
柳橙
茄子
番茄
洋蔥
糙米
茶
薑黃
青椒
高麗菜苗
第三群
羅勒
小黃瓜
馬鈴薯
莓果類
哈蜜瓜

抗癌效果佳的食材以陽性食物爲主

癌症也是一種生活習慣病，預防方式和其他疾病一樣，關鍵在於平日的飲食習慣。上圖為美國國立癌症研究所公布的抗癌食物排行榜。

譬如像早餐喝紅蘿蔔蘋果汁，晚餐吃糙米、蔬菜、味噌湯，像這樣每天攝取抗癌效果佳的食材，絕非難事。

抗癌效果佳的食材還能活化身體，因此也有助於祛寒。請大家在安排菜單時，一定要多加運用這些食材。

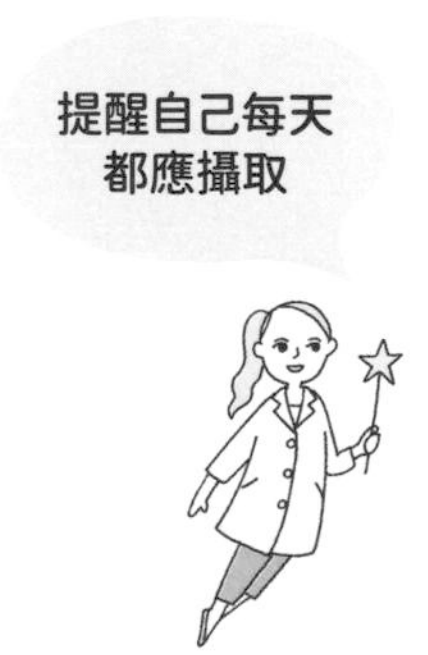
提醒自己每天都應攝取

隨時來杯熱呼呼的♡
暖身飲品

基本上要喝就喝
紅蘿蔔蘋果汁和生薑紅茶

不管喝什麼飲品
都要加入薑泥！

想要排出體內多餘水分
喝紅豆茶最有效！

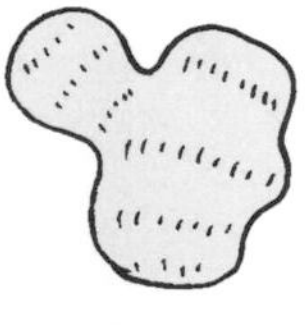

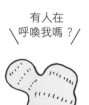

首推的暖身飲品！

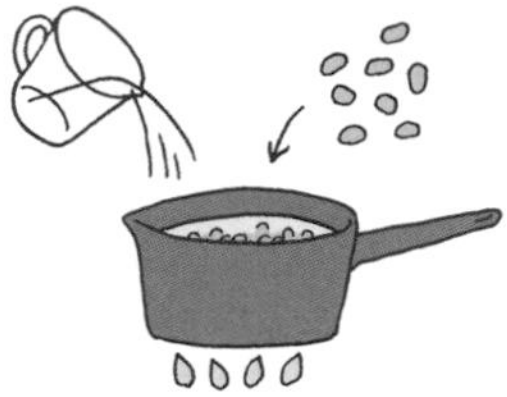

紅豆湯

將 50g 紅豆與 3 杯水倒入鍋中加熱，煮滾後轉小火再煮約 30 分鐘，最後加鹽及蜂蜜調味。

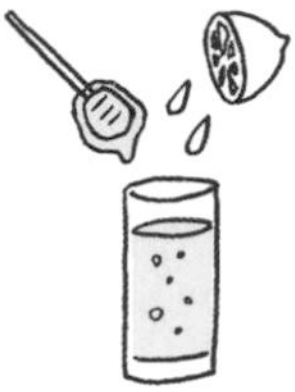

檸檬汁

將1/2顆檸檬榨汁後倒入杯中，再注入生薑熱茶（右），並依個人喜好加入蜂蜜，拌勻後即可飲用。

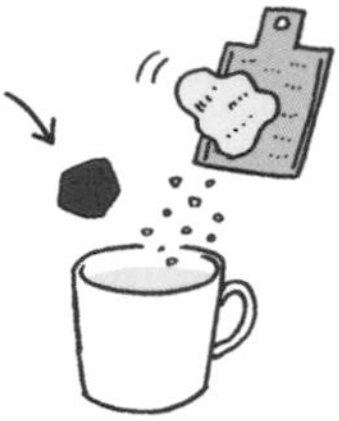

生薑熱茶

將大拇指大小的生薑磨成泥，直接化入熱水中，或是擠出薑汁化入熱水中。再依個人喜好加入黑糖或蜂蜜。

輕輕鬆鬆就能提升體溫！

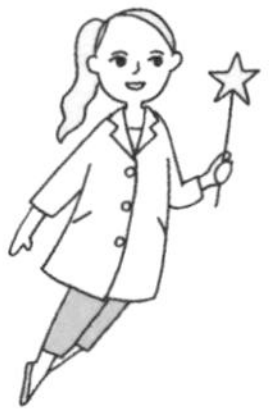

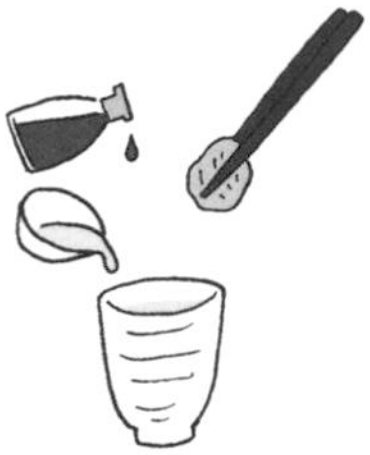

梅醬番茶

將梅乾果肉倒入杯中，用筷子攪碎，並滴入幾滴醬油混合均勻，最後加入薑汁就完成了。

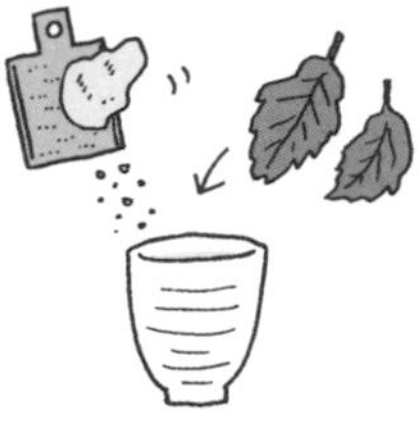

紫蘇葉加生薑熱茶

用火將 2 ～ 3 片青紫蘇葉烤至酥脆為止，再倒入杯中，最後加入薑泥和熱水後飲用。

花點工夫即可享用暖身飲品

基本上，要喝暖身飲品就喝紅蘿蔔蘋果汁和生薑紅茶，另外也推薦大家在調製飲品時，善用生薑、紫蘇及梅乾這類能使體溫上升的食材。

這些食材都能促進血液循環，還具有放鬆身心、美化肌膚的效果。

上述為大家介紹的飲品當中，紅豆內含的皂素具利尿作用，能將體內的水分排出，因此煮成紅豆湯飲用還能有效消除水腫。梅醬番茶則對於生理痛、便祕以及腹瀉，都能看出改善效果。

喝酒暖身

酒也有陽性與陰性之分

陰性的酒可搭配陽性的下酒菜

喝酒前先流流汗即可預防宿醉

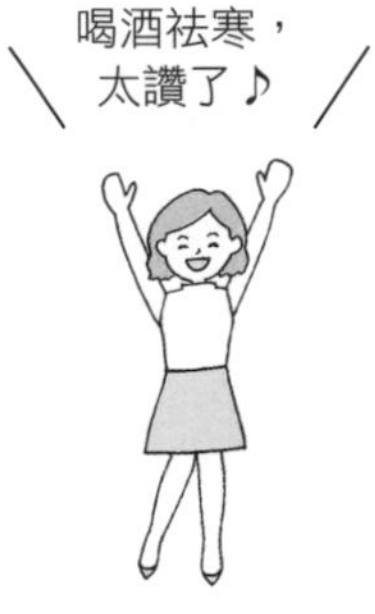

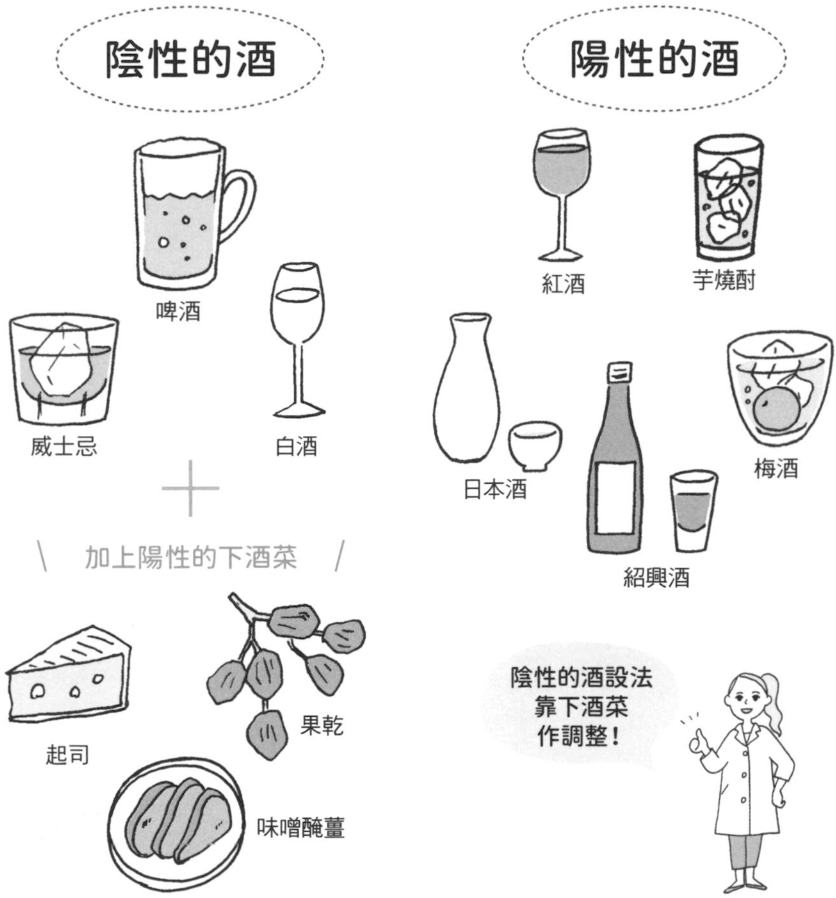
陰性的酒
啤酒
威士忌
白酒
加上陽性的下酒菜
起司
果乾
味噌醃薑
陽性的酒
紅酒
芋燒酎
日本酒
梅酒
紹興酒
陰性的酒設法
靠下酒菜
作調整！

也有陽性的酒能使體溫上升

像是紅酒、芋燒酎、日本酒、紹興酒、梅酒等等，都是屬於可以暖身的酒。

反之類似啤酒、威士忌、白酒，則會使身體變冷，所以在下酒菜方面，最好搭配味噌醃薑或是起司等陽性食物。

另外，在喝酒前做做運動或是桑拿浴，藉由這些方式充分流汗，事先將水分排出體外，就能預防隔日宿醉。另外也很推薦大家將生薑加入酒中飲用。

發現吃多了就來輕斷食

藉由斷食讓腸胃休息
可提升自然治癒力

斷食菜單如下紅蘿蔔蘋果汁
＋無配料味噌湯或生薑紅茶

斷食半天或1天
即可取代原本的1週斷食

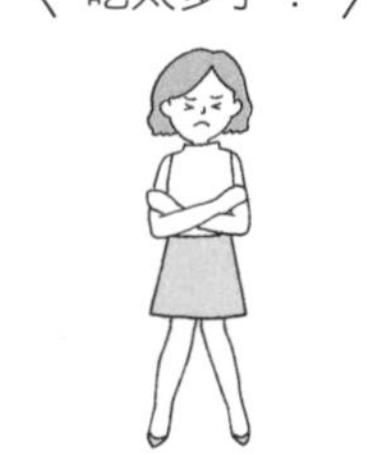

主要菜單

紅蘿蔔蘋果汁

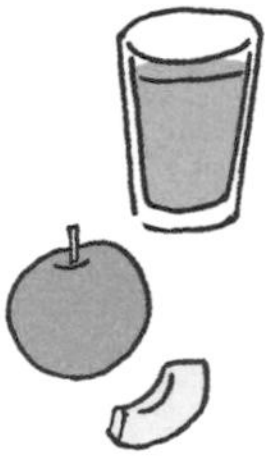

斷食期間完全不攝取水分會非常危險，可喝些紅蘿蔔蘋果汁，提升代謝及免疫力。

輕斷食的效果

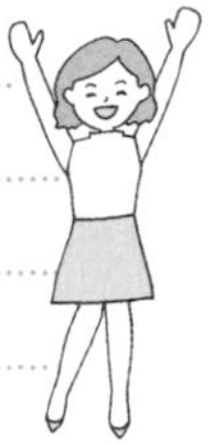

- 胃腸獲得休息
- 有助於排毒
- 提升免疫力
- 具減肥效果
- 味覺會改善
- 思緒變清晰
- 想法更正向
- 能一夜好眠

輕斷食的作法

早	紅蘿蔔蘋果汁
	無配料味噌湯
午	紅蘿蔔蘋果汁
	黑糖生薑紅茶
晚	紅蘿蔔蘋果汁

感到肚子餓時，就喝無配料味噌湯或黑糖生薑紅茶。就算結束斷食了，也不能猛然大吃特吃，先吃點米湯或稀飯讓腸胃習慣一下，再慢慢地恢復正常飲食。

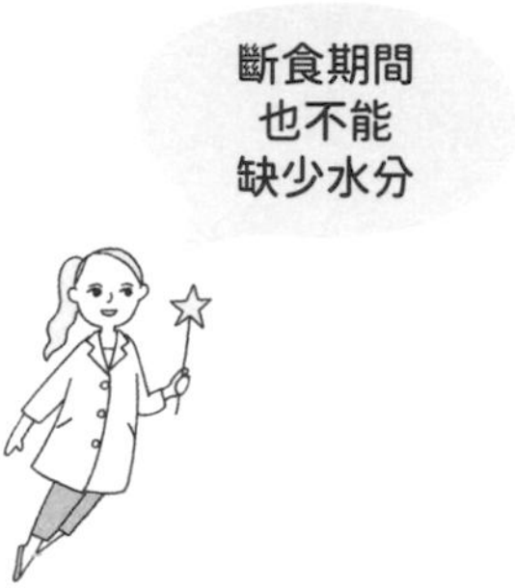

偶而輕斷食一下 讓疲憊的腸胃獲得休息

現代人一日攝取三餐，經常使腸胃過勞，不時藉由斷食讓腸胃休息一下，不但能提升自然治癒力，還能產生排毒效果。而且將體內的老廢物質全數排出，血液循環也會因此變得更好。

原本斷食須為期一週時間，不過半天或是1天的輕斷食也能看出效果。只在早餐改喝紅蘿蔔蘋果汁也可以。但要提醒大家一點，生理期前恐怕會不容易看出斷食效果。

新菜老師教教我

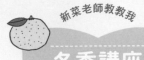

冬季講座

真正會冷到骨子裡的季節。還得顧慮虛寒體質可能染上感冒或流感。

冬天血液容易變濃稠……

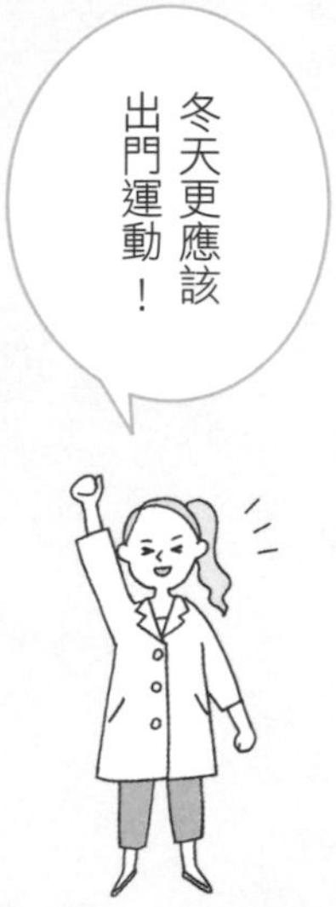

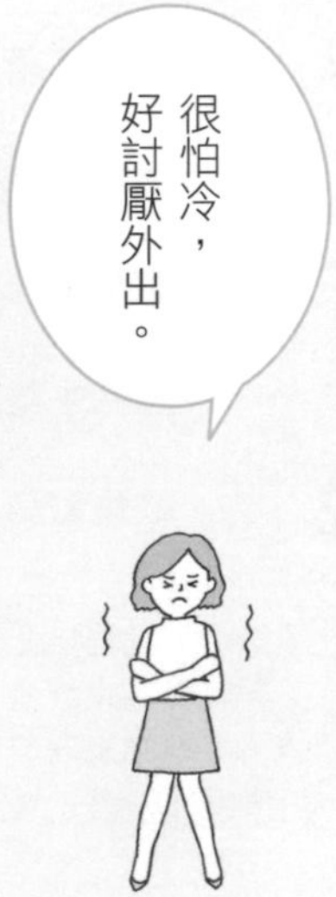

和夏天相較之下，冬天流汗機會少之又少，體內的老廢物質排不出去，血液容易變濃稠。尤其當體溫一下降，排泄器官的運作就會不理想，代謝也會變差，因此老廢物質更容易囤積。想要改善血液濃稠現象，總之就是要使體溫上升，排出老廢物質！

如何改善血液濃稠現象？

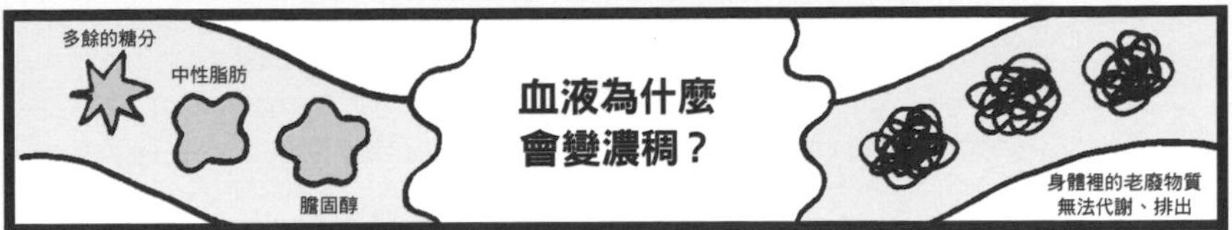
多餘的糖分
中性脂肪
膽固醇
血液為什麼
會變濃稠？
身體裡的老廢物質
無法代謝、排出

① 最大原因是過食

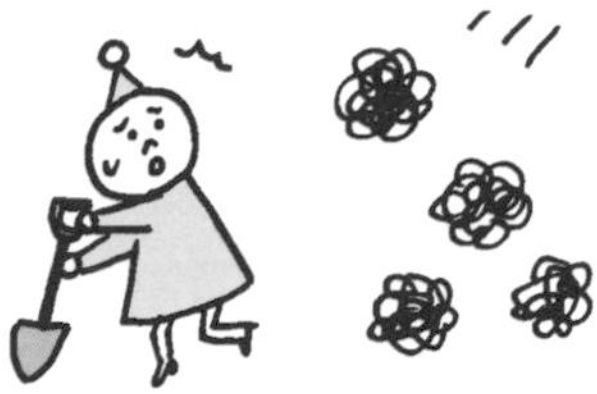

② 容易便祕，不習慣流汗，排尿少

無法排毒，
因此血液不清淨

③ 怕冷

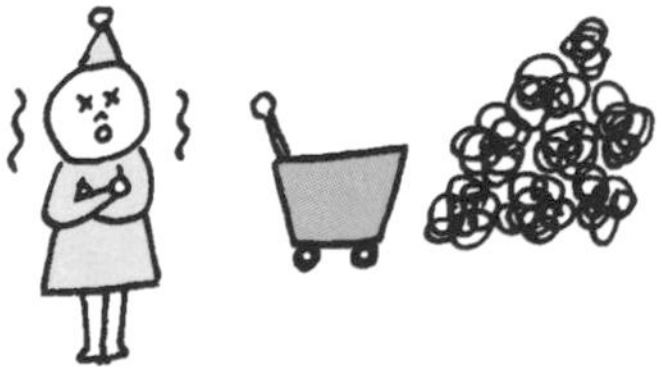

排泄器官的運作不理想，代謝也很差，因此會囤積老廢物質

④ 睡眠不足&壓力

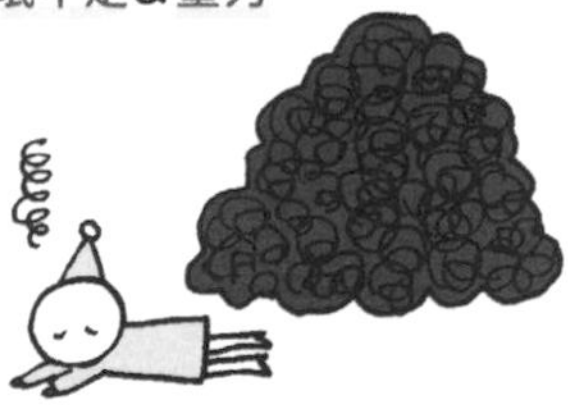

交感神經處於優勢，以致於血管收縮，導致身體發冷 → 長期下來血液會不清淨

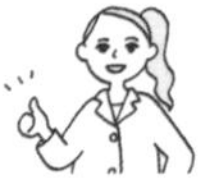
還有助於
預防疾病。

總而言之 要改善濃稠血液就要排毒！

改善方法

1 少吃

三餐不能超過六分飽，避免多餘物質進入體內。

2 不能便祕

2天一定要排便1次，不能便祕。基本原則必須排出老廢物質。

3 流汗

每天做運動或泡澡流流汗，將體內的老廢物質排出。

4 吃生薑

生薑可清澈血液，冬天更應該多加攝取。

預防感冒&流感也得從養成祛寒習慣&日常生活做起

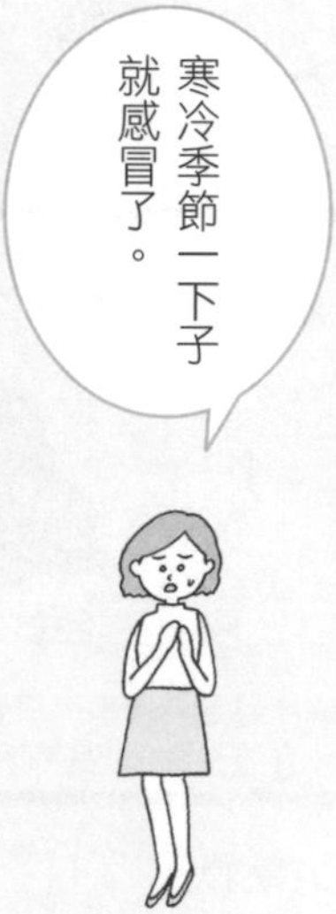

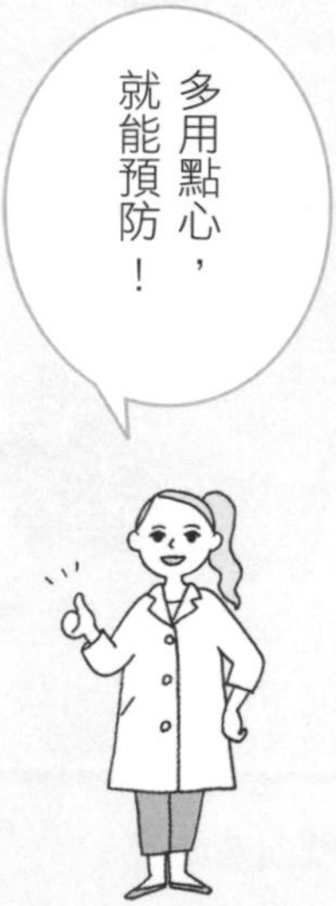

嚴冬之際，只要掌握幾個重點預防感冒＆流感，就能健康度過。首要之務，就是每天泡澡。充分流汗，體溫就會上升1度，身體變暖後，用來擊退病毒及細菌的白血球便會增強5～6倍。

預防感冒&流感就照這樣做！

1 用紅茶漱口

紅茶的紅色素、茶黃素，可防止病毒增殖。

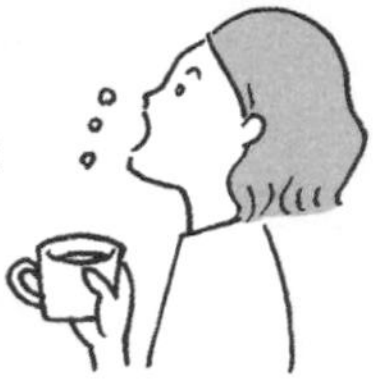

2 外出人潮擁擠處戴口罩

口罩除了能防止病毒入侵，還能讓體感溫度上升。

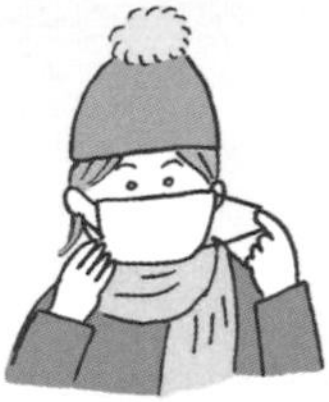

3 勤於洗手&漱口

預防病毒入侵最基本的作法就是洗手和漱口，外出回家後務必養成習慣。

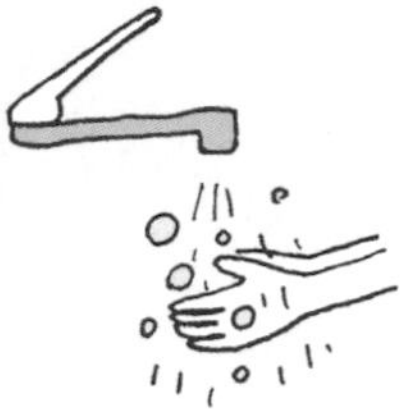

4 吃生薑

生薑內含的辣味成分，可強化白血球的運作。

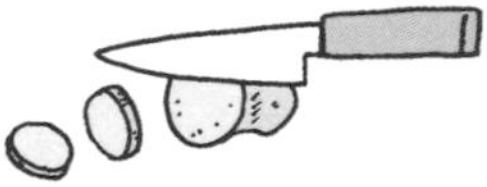

5 泡澡

唾液中的分泌型 IgA 可防止病毒入侵體內，泡澡即可使分泌型 IgA 增加。

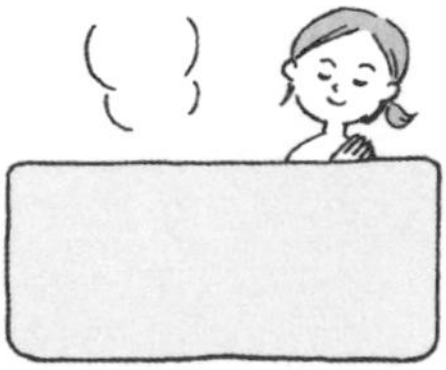

6 吃紅蘿蔔、青蔥、洋蔥

吃些能提高免疫力的食材，擊退感冒初期症狀。

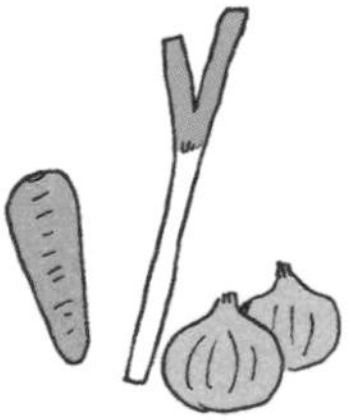

7 充足的睡眠

睡眠充足，才能提升免疫力。

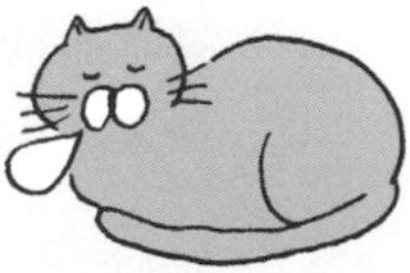

8 室內濕度維持在 50 ～ 60%

空氣乾燥容易感冒，建議使用加濕器或在室內晾衣服。

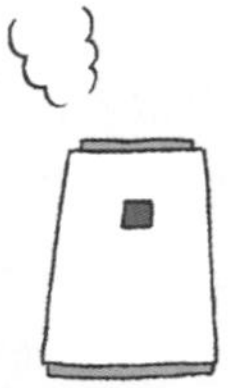

不小心感冒時 先自我保健

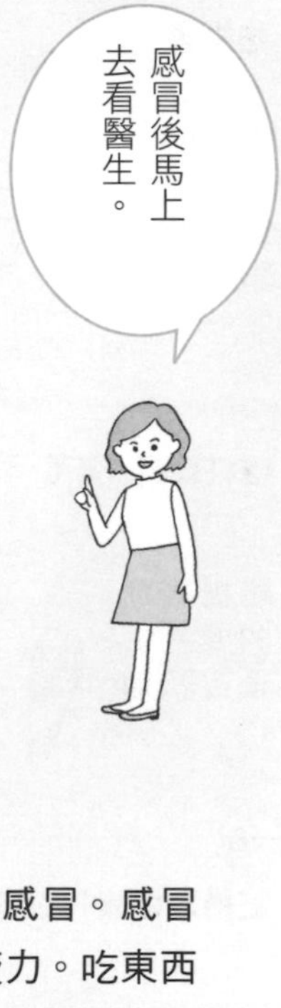
感冒後馬上
去看醫生。

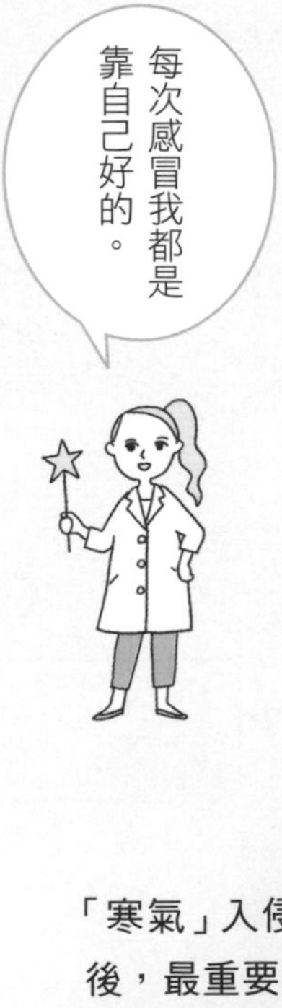
每次感冒我都是
靠自己好的。

「寒氣」入侵體內後，身體虛弱便會使人感冒。感冒後，最重要的就是讓身體保暖，強化免疫力。吃東西會讓能量用於消化活動，因此不吃東西才能早點恢復健康。飲食方面，也要攝取能暖身的食材。

感冒了怎麼辦？

1 盡量少吃

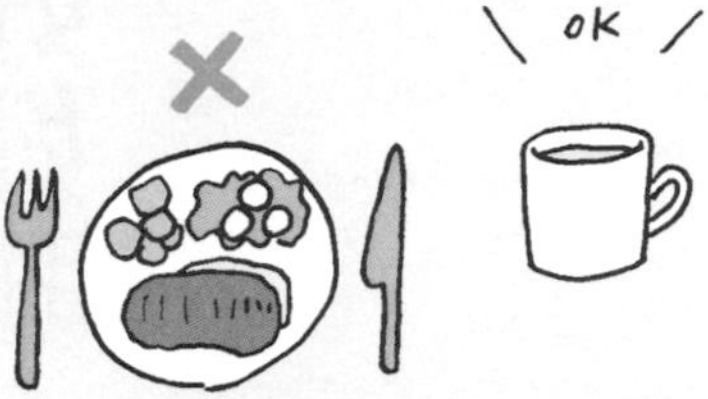

空腹時，身體的免疫力就會上升。所以正確作法是單喝水就好，盡量別吃東西。

2 泡澡流汗

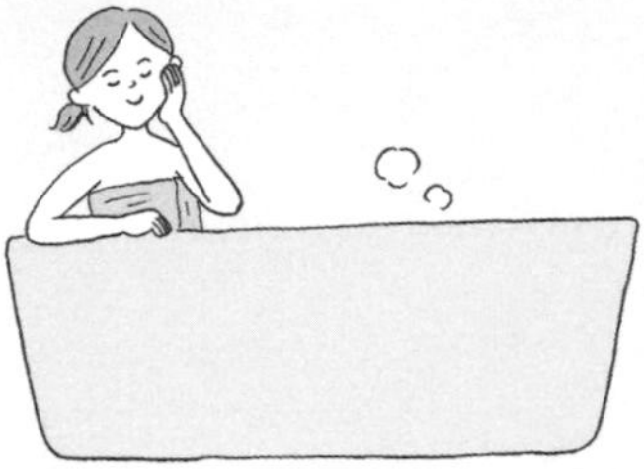

泡澡流汗後，白血球的運作變好，免疫力就會提升，防止病毒入侵體內。

3 喝葛根湯

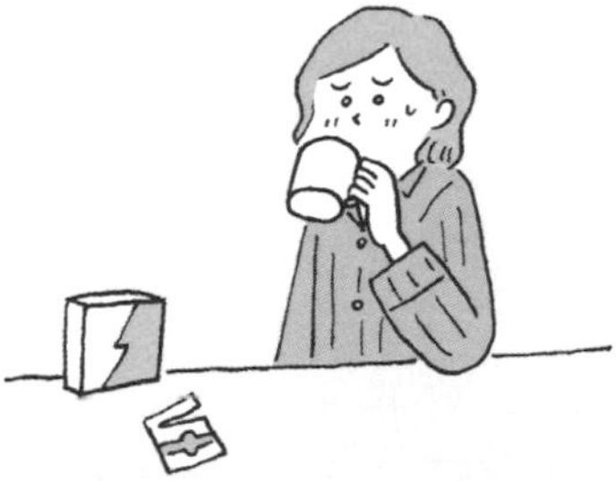

一說到感冒該吃什麼中藥，就會讓人想到葛根湯。喝下葛根湯身體就會流汗，使體溫上升，活化身體機能。

4 喝暖身飲品

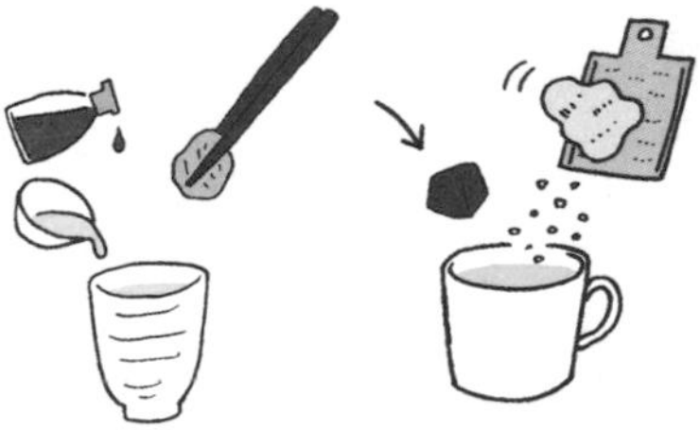

生薑紅茶能暖身又具殺菌作用，所以生薑加紅茶是最理想的組合搭配。還有喝梅醬番茶（p.71）也是不錯的選擇◎。

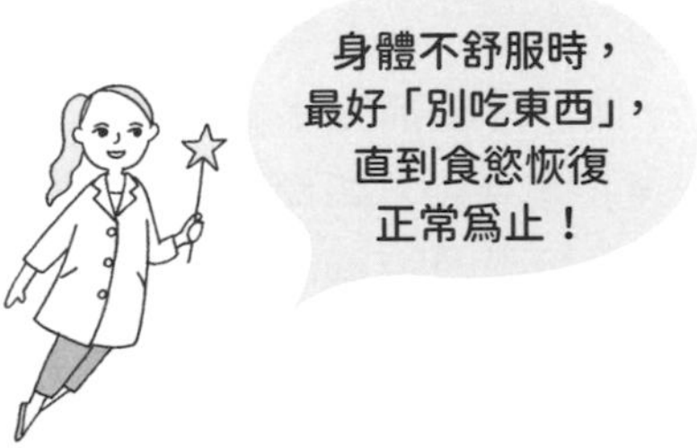
身體不舒服時，
最好「別吃東西」，
直到食慾恢復
正常爲止！

治療感冒的作法（新菜醫師的作法）

只要感冒，就進行輕斷食。然後1天喝2～3次紅蘿蔔蘋果汁，以及加入生薑的味噌湯，口渴時就補充水分。還會喝葛根湯，再一直睡覺。

染上流感就喝麻黃湯 再好好睡一覺

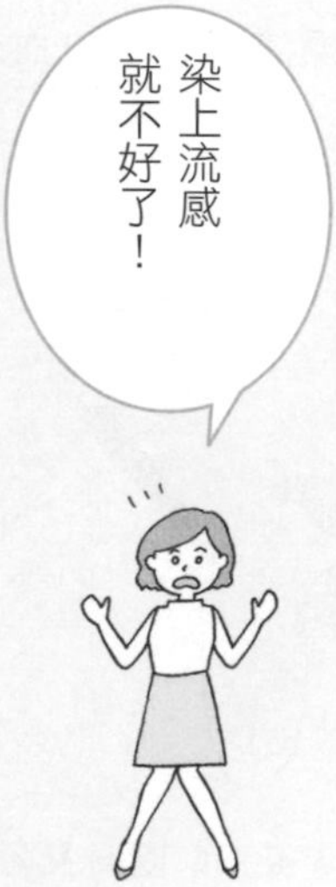
染上流感
就不好了！

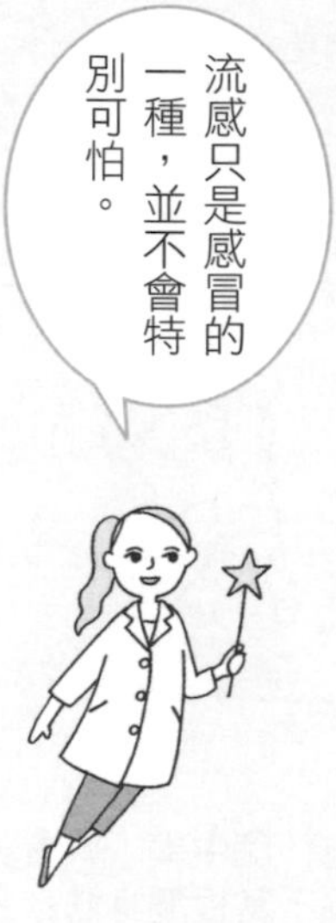
流感只是感冒的
一種，並不會特
別可怕。

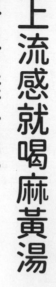

流感是感冒的一種，不足為奇，要是不小心染上了，處置方式就和感冒（p.80）一樣，持續補充水分，少吃東西多睡覺，直到食慾恢復正常為止。如要服用中藥，可喝麻黃湯或葛根湯，因為麻黃具有抑制病毒增殖的作用。

染上流感該怎麼辦？

1 攝取水分，少吃東西

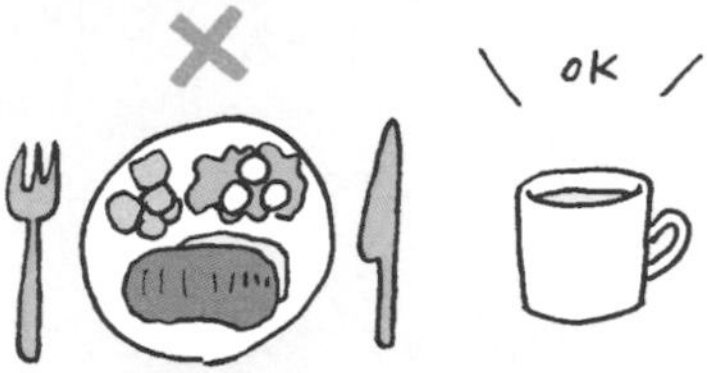

吃東西會造成腸胃負擔，所以不想吃就不要吃。

2 要吃就吃黑糖或蘋果這類食物

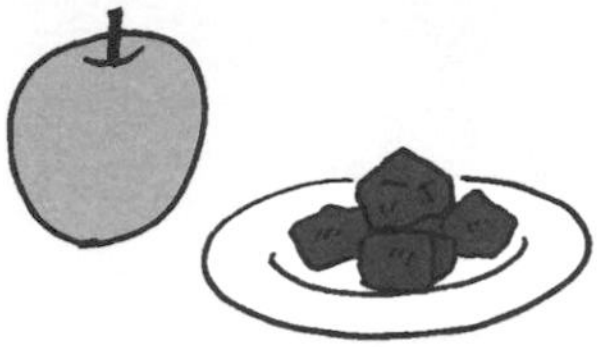

肚子餓的話，吃些富含礦物質或維生素的黑糖或蘋果。

3 發燒時別穿太厚重

發燒時穿少一點，穿太厚重的話，汗水無法蒸發，身體會積熱。

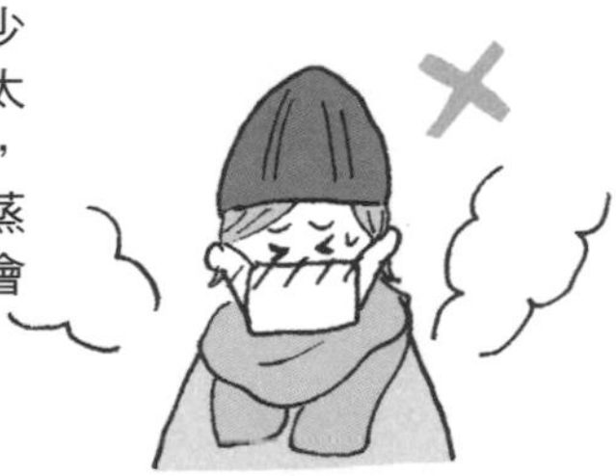

4 不亂吃退燒藥

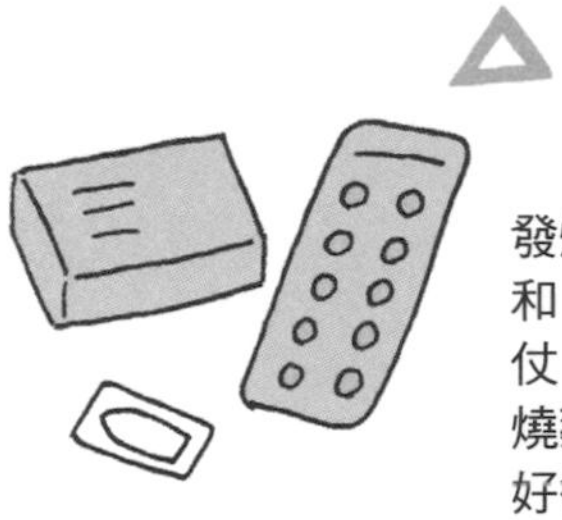

發燒就是在和病毒打仗，不吃退燒藥有時會好得更快。

5 喝麻黃湯

麻黃湯屬於解熱效果佳的中藥，染上流感時，服用分量要比一般感冒多一些。

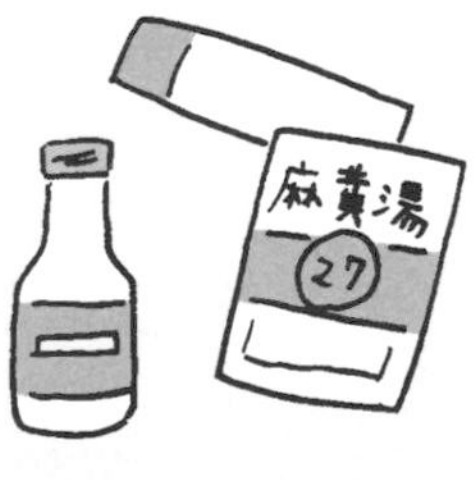

6 睡眠充足

睡覺時身體會分泌出皮質類固醇，可活化免疫力。

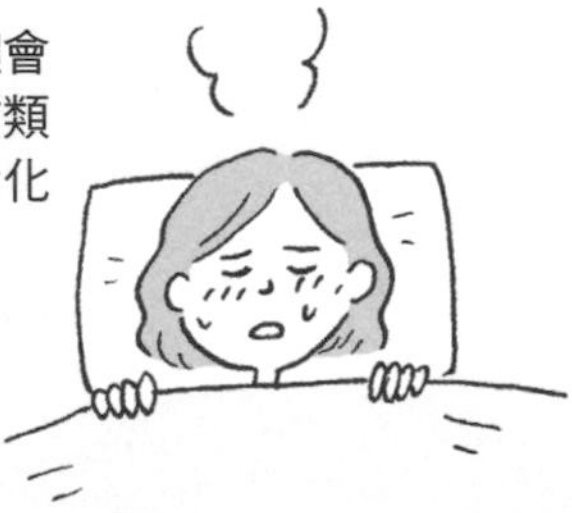

Lesson 3

「泡澡」才能從體內暖起來

除了泡澡之外，
還能靠一些小技巧，
讓你轉變成溫暖體質！

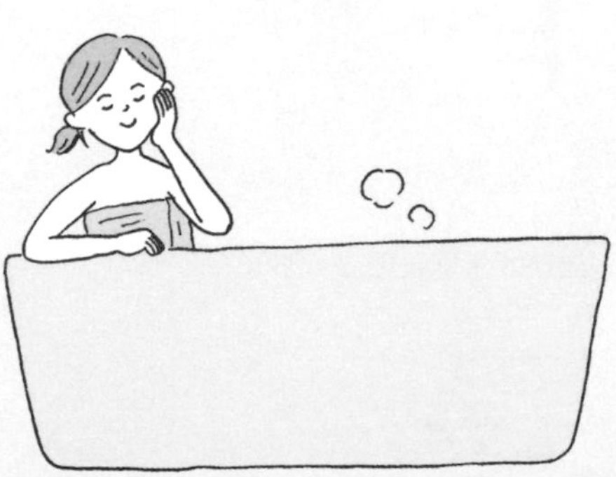

每天沐浴必泡澡

泡個熱水澡
能讓身體由內而外暖起來

睡前泡在溫水裡
促使副交感神經處於優勢

入浴前後做做運動
暖身效果好再更好！

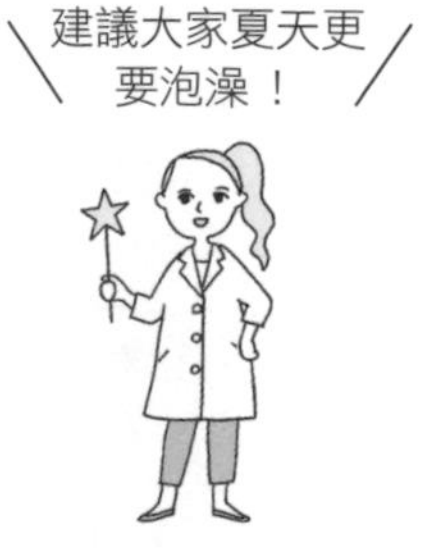

沐浴祛寒的注意事項

1 泡在熱水裡好好流身汗

泡澡時間要久一點，泡到隱約流出一身汗的程度為止。身體會流汗，代表體溫上升了1度。

2 晚上睡前泡泡溫水澡

溫水澡可使副交感神經處於優勢，強化放鬆效果，因此晚上睡前要泡泡溫水澡。

3 洗半身浴得留意上半身不能受涼

冬天上半身容易受涼，最好在肩膀上蓋條毛巾。覺得水不熱了，就要將洗澡水再加熱，或是添些熱水維持溫度。

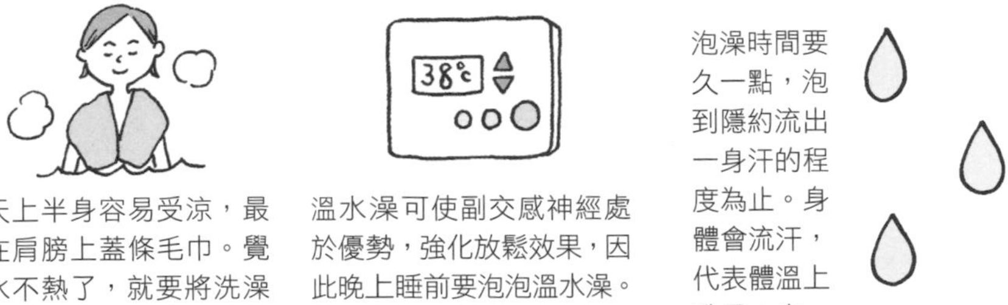

這樣做更暖身！

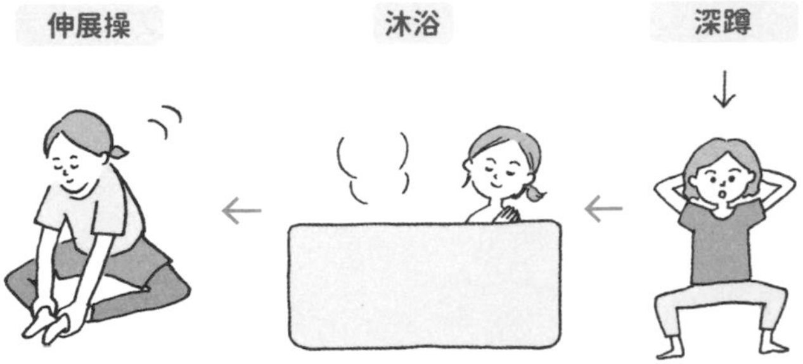

入浴前做些肌力運動，代謝不但會變好，也才容易流汗。另外在入浴後，還要做做伸展操讓身體拉拉筋，如此一來血液循環變好後，才能有效將老廢物質及多餘水分排出體外。

單純沖澡體溫不會上升

有些人會推說沒時間，可能只沖個澡草草了事，但是這麼做並無法讓身體由內而外溫暖起來。

想要擺脫虛寒體質，務必每天泡澡，哪怕泡個3分鐘也好，泡澡將使妳有截然不同的感受，比方說妳會發現體溫上升了、疲勞消失了、肩膀痠痛及水腫改善了，甚至睡眠品質也會變好。

即便在夏天炎熱時期，多數人都會開冷氣降溫，但是也要請大家泡泡澡，祛除一整天囤積在體內的寒氣。

效果絕佳的3-3-3沐浴法

泡3分鐘×3次＝9分鐘
徹底流身汗

方法超簡單
效果卻堪比跑步30分鐘

習慣之後
再慢慢增加泡澡次數

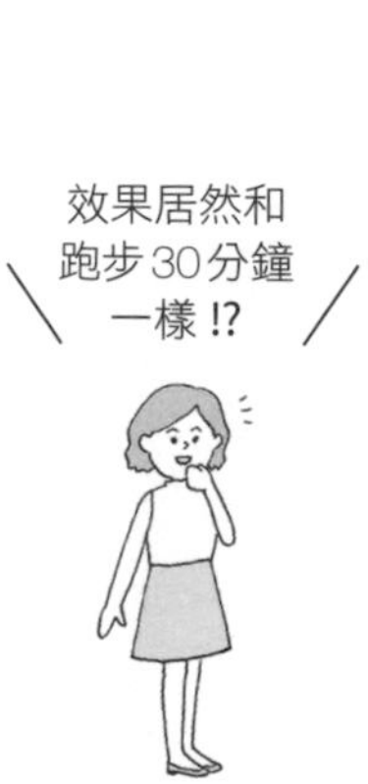

什麼是3－3－3入浴法？

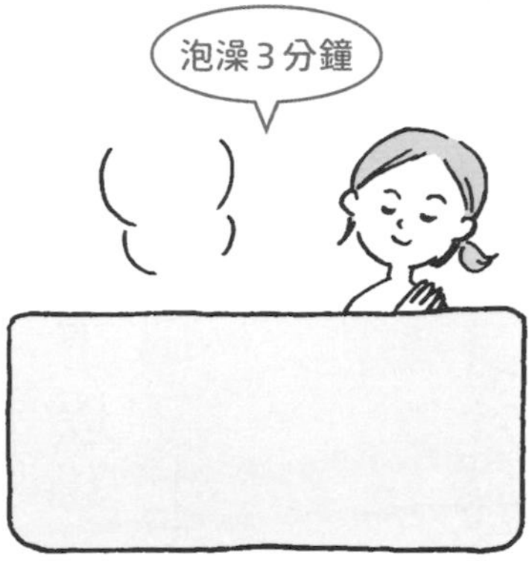

1 用42度以上較熱的水、高度及肩，泡3分鐘。

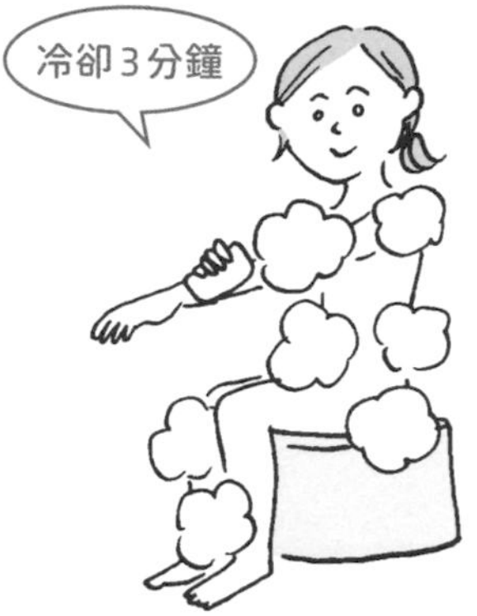

2 離開浴缸3分鐘，洗身體或洗頭。接下來重複作法1和作法2共3回合。

×

3回合

＝

消耗300kcal

（健走1小時、跑步30分鐘）

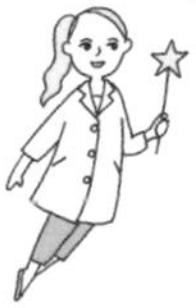

起初一週泡3次，習慣之後再每次增加1回合

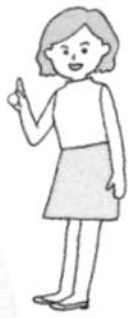

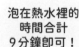

泡在熱水裡的時間合計9分鐘即可！

重複3次泡澡3分鐘→離開浴缸的沐浴法

建議體質虛寒又缺乏運動的人，進行「3-3-3沐浴法」，也就是泡在42度以上的熱水裡3分鐘→離開浴缸，而且上述作法須重複做3回合。

其實泡在熱水裡的時間合計只有9分鐘，卻能讓人流出一身汗，相當於跑步30分鐘，可消耗掉300kcal，最適合用來減肥。

沒時間做運動的時候，更要記得採行3-3-3沐浴法！

洗半身浴暢快流汗

泡澡時熱水高度不超過心窩
讓下半身的體溫升高

夏天水溫以38度上下為宜
冬天在40度上下最恰當

泡30～40分鐘
暢快流身汗就能促進血液循環

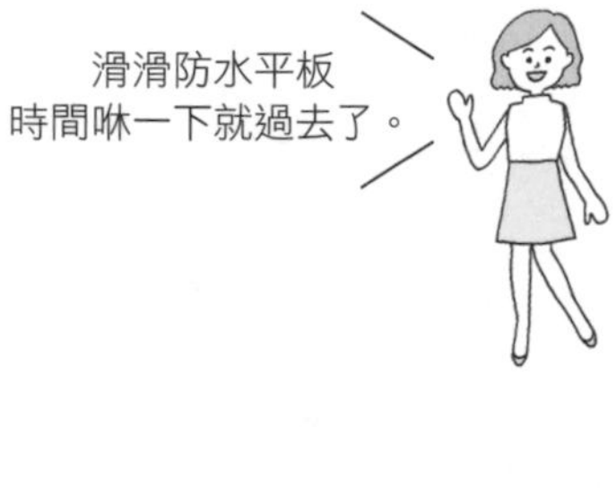

半身浴的方法

夏天水溫38度、冬天40度

夏天適宜的水溫在38度上下，冬天在40度左右。假使目的是為了改善虛寒體質，泡澡水溫度高一些也無妨。

點香氛或聽音樂徹底放鬆

點些香氛精油或是聽聽音樂放鬆一下，更能使副交感神經處於優勢。

頸部蓋條毛巾

冬天浴室裡的溫度偏低，提醒大家要在肩膀蓋條乾毛巾，避免體溫下降。

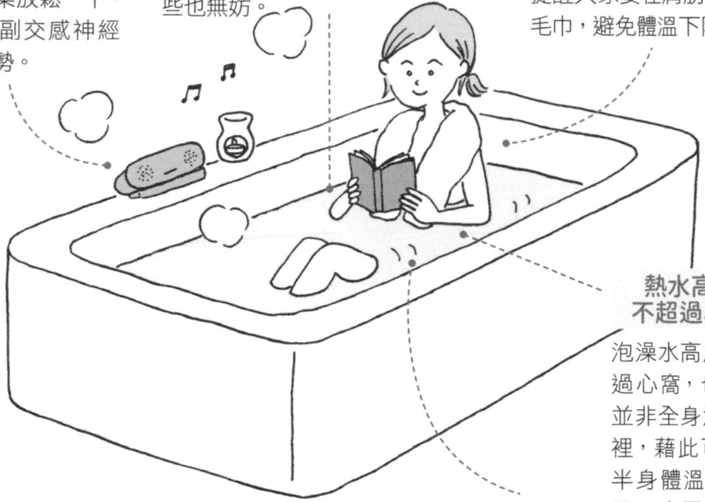

熱水高度不超過心窩

泡澡水高度不超過心窩，也就是並非全身泡在水裡，藉此可讓下半身體溫升高，又不會壓迫到心臟及肺部。

浴缸裡擺張椅子

將浴缸泡澡專用椅，或是將木盆倒過來放進水裡，就能用一般水位進行半身浴。

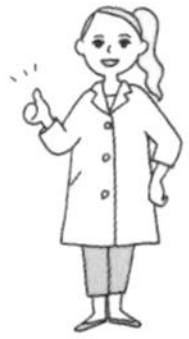

泡到流了一身汗為止

針對下半身溫熱時就該泡半身浴

半身浴這種沐浴法，就是泡澡時熱水高度不超過心窩，由於不會壓迫到心臟及肺部，因此可以長時間泡澡。泡個30～40分鐘，整個人就會汗流浹背，可促進血液循環。

以女性的身體來說，下半身有重要的子宮及卵巢，如能重點提升下半身的體溫，女性賀爾蒙就會大量分泌出來，還能有效解決生理痛及生理不順的問題。

洗溫冷浴保妳到睡前一直暖呼呼

溫冷浴的方法
就是重複泡熱水澡↓沖冷水浴的步驟

就是重複泡熱水澡↓沖冷水浴的步驟
藉由冷熱交替使體溫上升

切記最後一定要用冷水
作結尾！

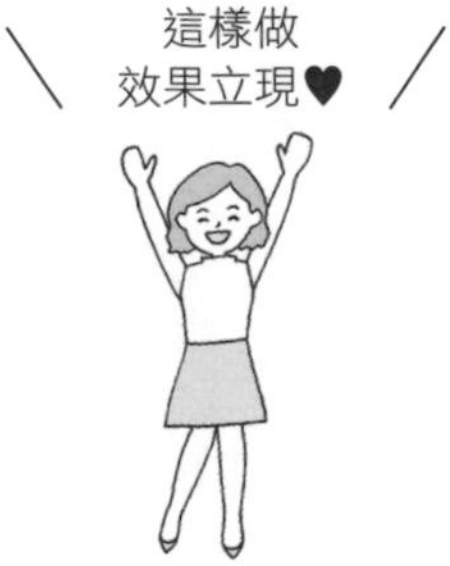

溫冷浴的方法

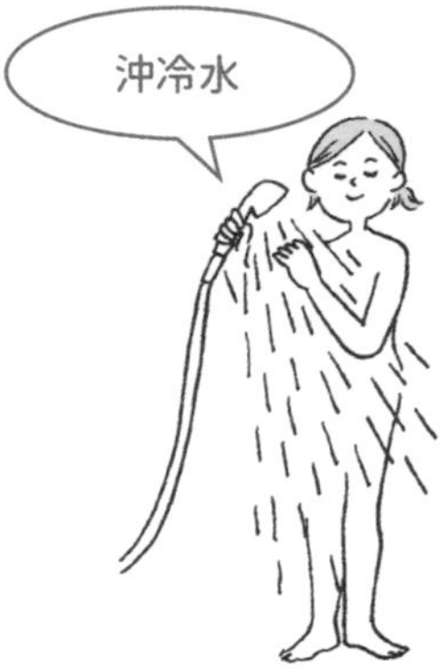

重複數次

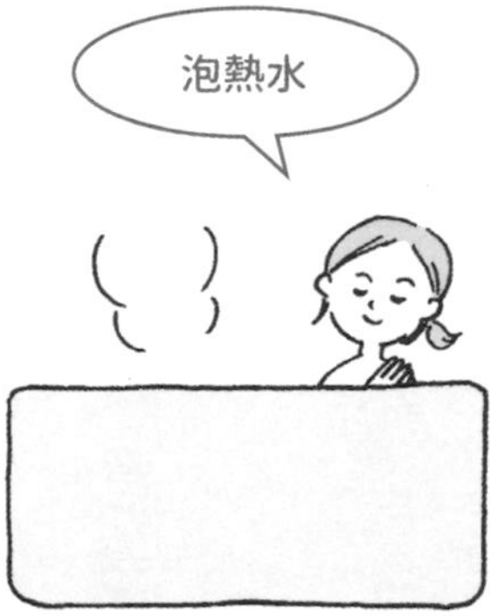

離開浴缸後，用 20 度左右的冷水沖 30 秒鐘。重複幾次上述步驟，最後再沖冷水作結尾。還不習慣這麼做的人，可用溫水從手腳等距離心臟較遠的末端開始沖水。

泡在 42 度以上的熱水裡 1 ～ 2 分鐘。像一般泡澡一樣，使水蓋過肩膀，讓全身的體溫升高。抽不出時間泡澡的人，沖溫水澡也無妨。

最後用冷水作結尾！

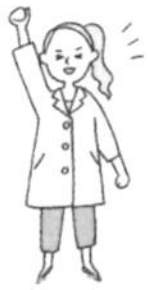

沒時間的人，用沖澡方式，溫水、冷水交替沖一沖也行。

沖澡也行

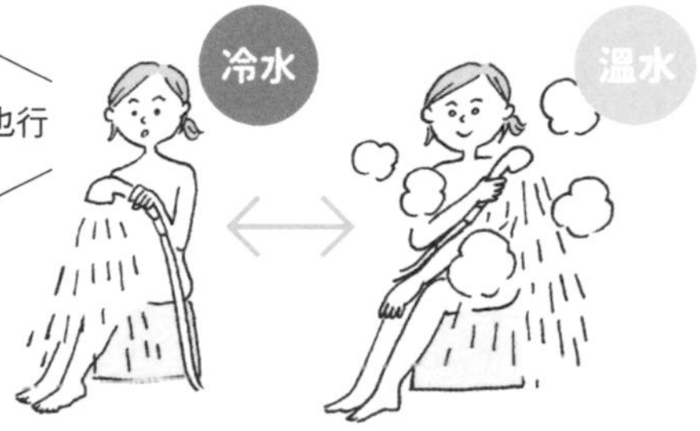

離開浴缸時血管會收縮

冬天洗澡後容易發冷的人，建議洗「溫冷浴」。身體會發冷是因為入浴後毛細血管會打開，此時接觸到冷空氣後，體溫就會釋出。因此離開浴缸時用冷水沖一沖，讓血管收縮起來，就不容易覺得冷了。

利用溫冷浴的作法，重複「泡熱水↓沖冷水」的步驟，最後再用冷水作結尾，使血管收縮，血管反覆擴張與收縮後，血液循環就會變好，讓人可以由內而外暖起來。

輕鬆享受足浴&手浴

腳底&手掌存在許多
可活化內臟的穴道

只須將手腳泡在熱水裡
全身就會暖呼呼

再加入生薑及天然鹽
更能使體溫升高好幾度

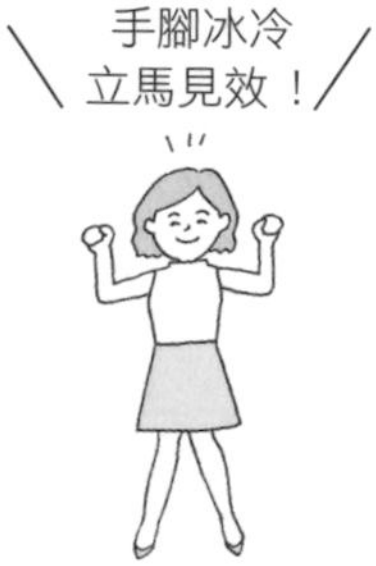

手浴的方法

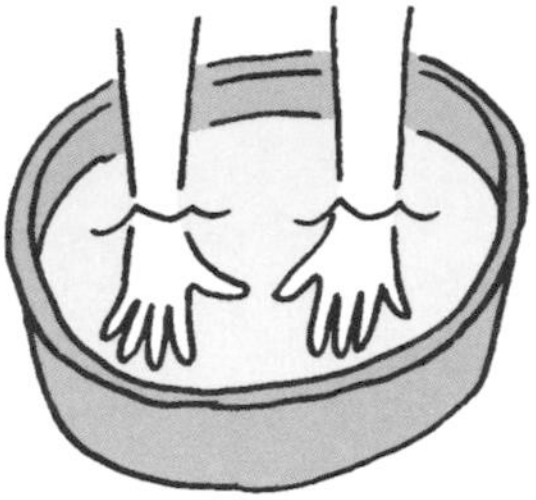

❶ 用洗臉盆裝熱水，熱水高度至少蓋過手腕，將雙手泡 10 分鐘左右。

❷ 用洗臉盆裝冷水，冷水高度蓋過手腕，將雙手泡 10 秒鐘左右，或用流動的水沖手。

❸ 重複作法 1 與作法 2 數次，即可消除肌肉痠痛現象。感覺熱水降溫時須補充熱水。

足浴的方法

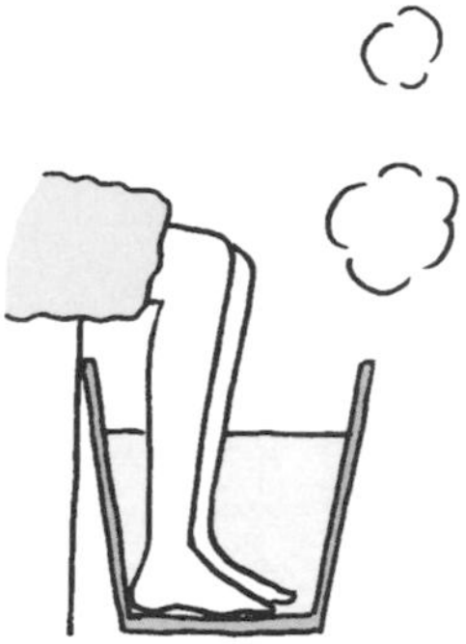

❶ 用水桶裝熱水，熱水高度至少蓋過腳踝上方。以熱一點的熱水為宜，再另外準備熱一點的熱水，以便中途補充。

❷ 坐在椅子上，雙腳浸泡 10～15 分鐘。可以看看書或看看電視，放鬆地度過這段時間。睡前泡足浴的話，更能一覺好眠。

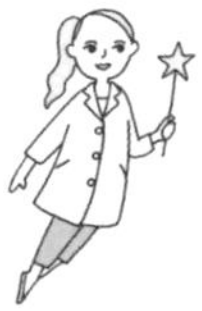

還能加入薑泥或天然鹽！

如能在熱水裡加進一截大拇指大小的薑泥或天然鹽，還能促進血液循環，使暖身效果更好。或是滴幾滴個人喜愛的香氛精油，肯定能讓身心更加放鬆。

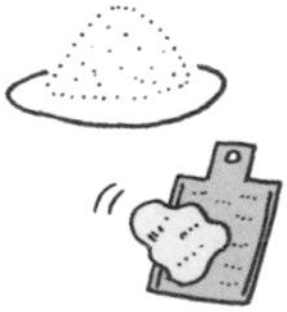

手腳溫度升高後全身就會暖起來

白天覺得冷時，不妨泡泡「足浴」或「手浴」。將手腳泡在裝著熱水的洗臉盆或水桶裡，位於腳底及手掌的穴道就會熱起來，可活化內臟，使全身體溫升高。

尤其推薦雙腳冰冷的人泡足浴，做手浴時則要確實讓手腕整個溫熱才行，泡足浴及手浴還能促進肩頸血液循環，因此也十分推薦給飽受肩膀痠痛或頭痛困擾的人嘗試看看。

洗桑拿浴幫妳迅速排毒

離開桑拿室後泡個冷水澡
有助於鍛鍊自律神經

上述步驟進行12～13分鐘並重複4～5次
即可擺脫水腫全身無負擔

洗完桑拿浴流了一身汗後
務必記得補充鹽分

喝酒前洗個桑拿浴
還能預防宿醉。

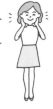

洗桑拿浴的注意事項

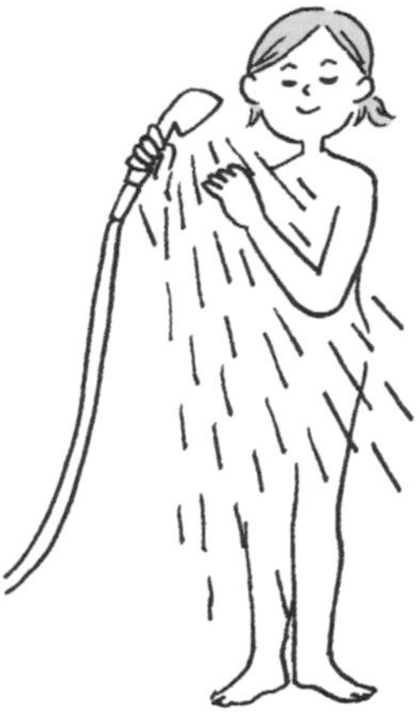

↔

重複
4～5次

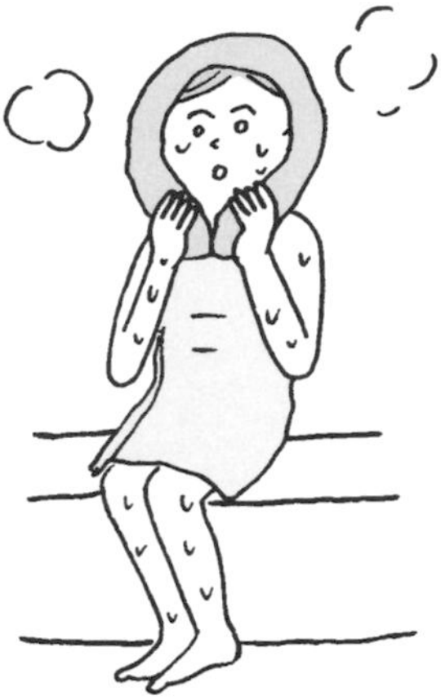

泡冷水&沖冷水

30秒～1分鐘

離開桑拿室後，要泡個冷水澡或沖沖冷水。一開始可以先沖溫水澡慢慢習慣，接下來再挑戰冷水澡。

我最愛去洗桑拿浴！一週通常去2次

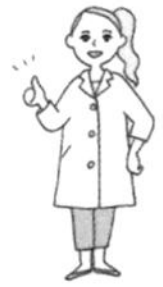

桑拿浴

5～10分鐘

將毛巾沾濕後蓋在頭部和臉上，用嘴巴呼吸。坐在愈高的地方溫度也愈高，所以一開始可以坐在靠近地板的位置。起初待短時間即可，接著再慢慢將時間拉長。

離開桑拿室後泡在冷水裡就是所謂的桑拿浴

認真想要擺脫虛寒體質的人，建議每週去洗2次桑拿浴，徹底流身汗。離開桑拿室後須泡在冷水裡，反覆熱↓冷的步驟，才能鍛鍊到自律神經。重複熱冷步驟4～5次後，體溫就會上升，還能消除水腫，甚至有助於一夜好眠。

做完桑拿浴後，務必記得補充鹽分。鹽分一流失就會讓人覺得冷，所以要喝些味噌湯或是攝取天然鹽。

熱休克蛋白是什麼？

因熱休克所產生的蛋白質，可增強免疫力及抗壓力。泡在42度以上的熱水澡裡，就會分泌出熱休克蛋白，洗桑拿浴的效果更是顯著。

洗藥浴樂趣多更多！

將植物或鹽加進浴缸裡
暖身效果立即倍增！

礦物質及維生素
可有效促進血液循環

香氛效果更能
放鬆身心！

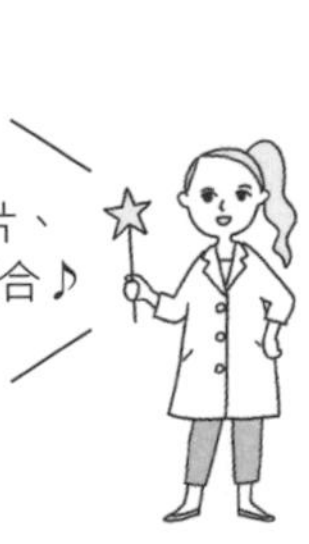

首推的藥浴！

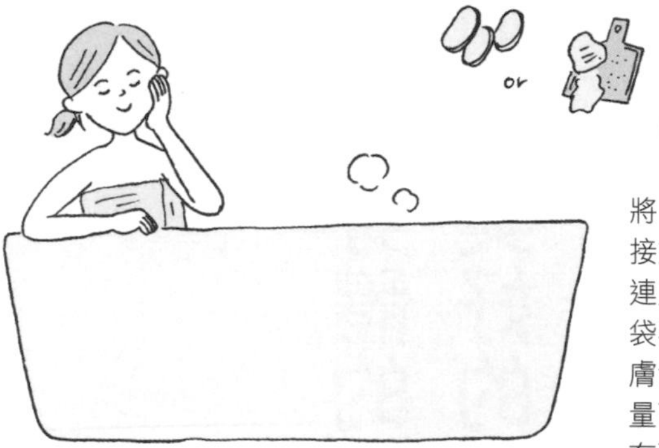

生薑浴

將 1 塊生薑切片後直接放入浴缸裡，或是連皮磨成泥後裝進布袋再放入浴缸裡。肌膚會有些刺痛時，分量可減少一些。還具有預防感冒的效果。

柚子浴

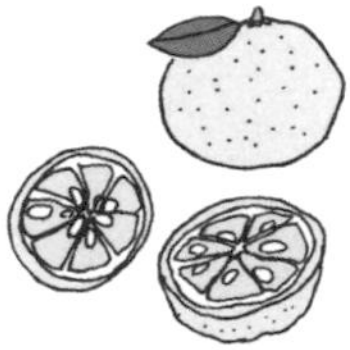

將 1 顆柚子切半後，放入浴缸中即可。冬季盛產的柚子，可改善血液循環，讓身體變得暖呼呼。

薄荷浴

將新鮮的薄荷葉裝入布袋中，再丟入浴缸中即可，清爽的香氣會讓人覺得很放鬆。因壓力導致虛寒體質的人，也十分適用。

鹽浴

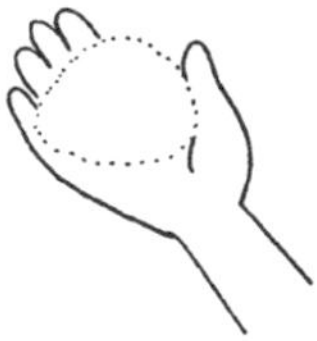

將 1 把天然鹽倒入浴缸中，即可促進血液循環，使體溫上升。還會讓人流出一身汗，因此也具有排毒效果。

日本藥浴習慣歷史悠久

日本洗藥浴的習慣，歷史十分悠久，例如端午節會洗菖蒲浴、冬至會洗柚子浴。藥浴裡添加了具藥效成分的植物及鹽，能讓泡澡的暖身效果倍增。

本章節所介紹的藥浴，都是將天然鹽或植物加入浴缸裡泡澡。熱水裡加進了植物之後，礦物質及維生素等成分就會溶入水中，具有美肌及促進血液循環的效果。

而且鼻腔裡還會充斥著植物的香氣，讓身心都能同時放鬆下來。

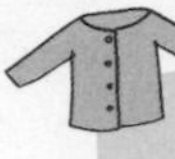

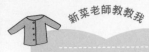

新菜老師教教我

春季講座

這段時間雖然天氣變暖和了，但是一不小心就會受寒，還可能出現花粉症。

保健身體的體溫調節機能 迎接美好的夏天

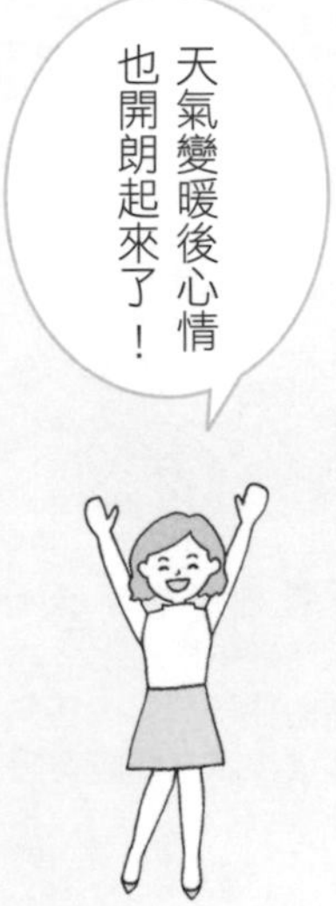
天氣變暖後心情也開朗起來了！

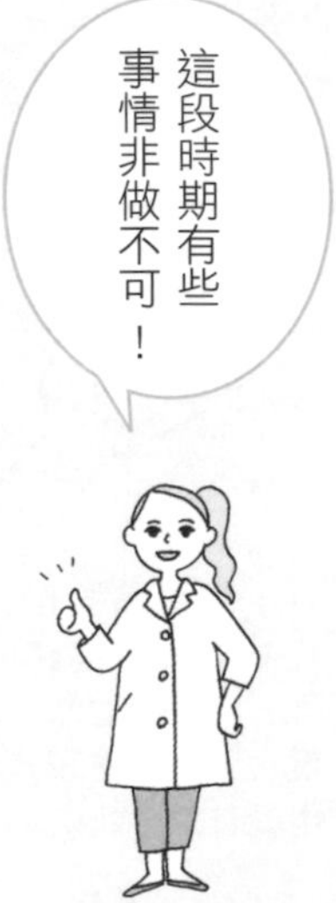
這段時期有些事情非做不可！

春天必做的一件事，就是保健身體的體溫調節機能。冬天鮮少做運動的人，最好從春天開始多做運動，或是藉由沐浴等方式讓身體流流汗。這樣一來，才能預防夏季體內積熱，避免中暑。這就是中醫常說的「暑熱順化」。

練習將汗腺打開

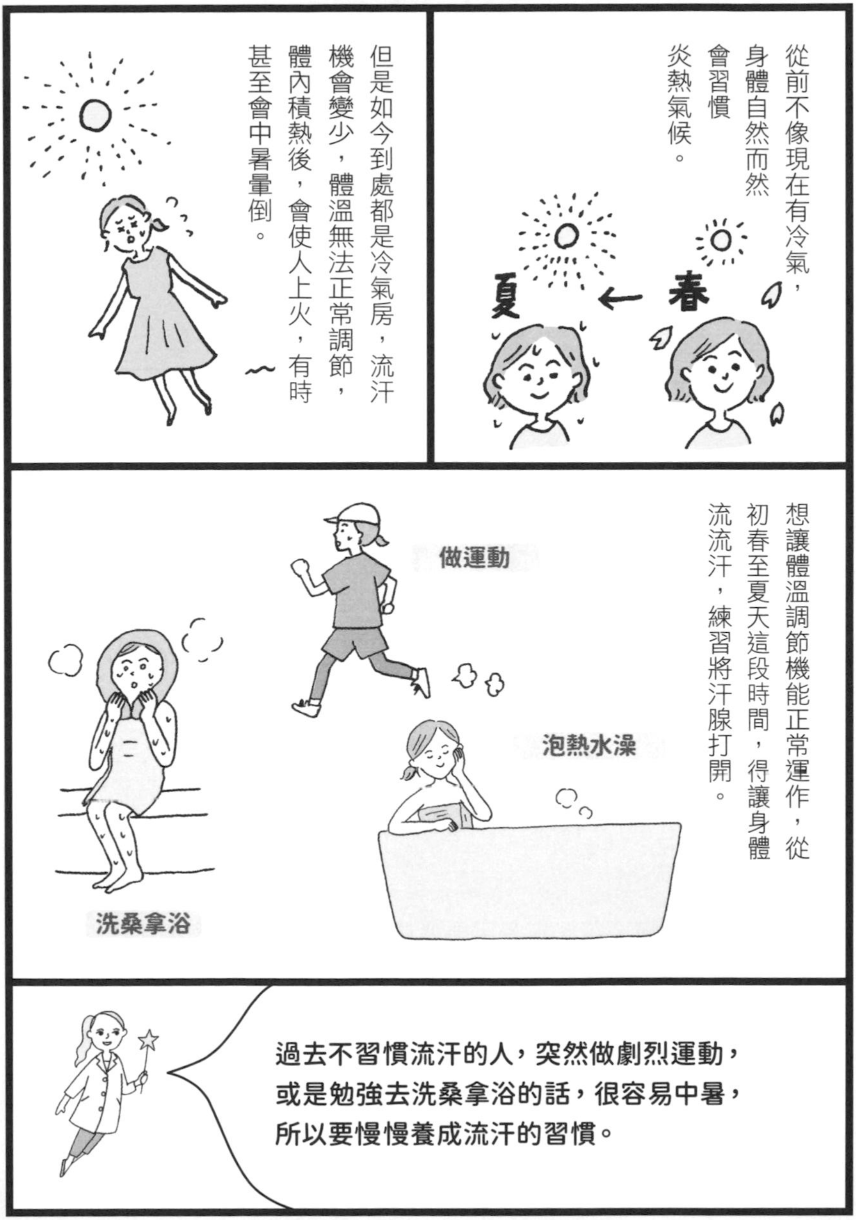
從前不像現在有冷氣，身體自然而然會習慣炎熱氣候。
夏
春
但是如今到處都是冷氣房，流汗機會變少，體溫無法正常調節，體內積熱後，會使人上火，有時甚至會中暑暈倒。
想讓體溫調節機能正常運作，從初春至夏天這段時間，得讓身體流流汗，練習將汗腺打開。
做運動
泡熱水澡
洗桑拿浴
過去不習慣流汗的人，突然做劇烈運動，
或是勉強去洗桑拿浴的話，很容易中暑，
所以要慢慢養成流汗的習慣。

花粉症等同排毒是在將體內囤積的髒東西排出

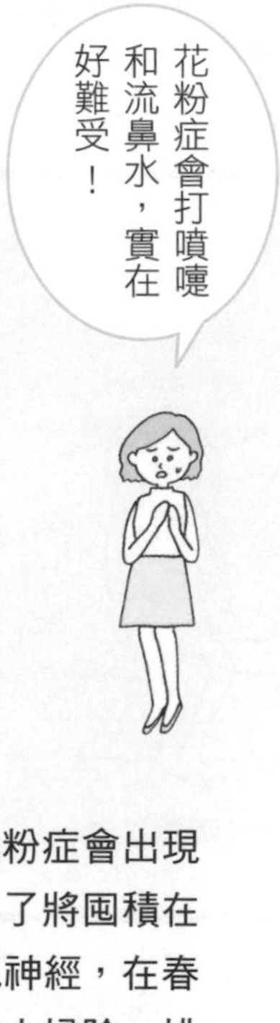
花粉症會打噴嚏
和流鼻水，實在
好難受！

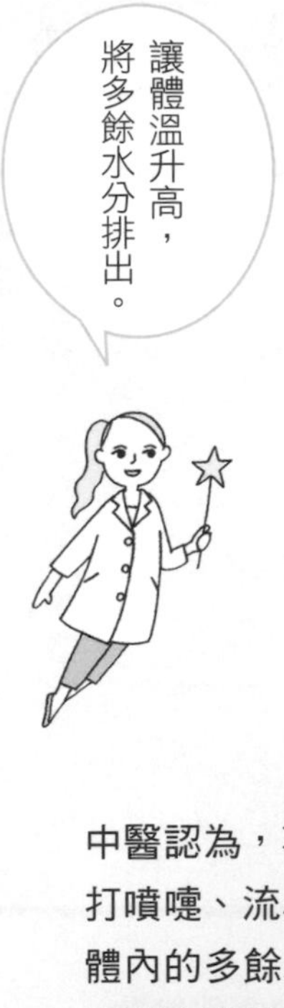
讓體溫升高，
將多餘水分排出。

中醫認為，花粉症是因為水毒的關係。花粉症會出現打噴嚏、流鼻水及流眼淚等症狀，就是為了將囤積在體內的多餘水分排出。主掌排泄的副交感神經，在春天時會處於優勢，也就是說，春天是身體大掃除＝排毒的季節。想要解決花粉症的問題，最重要的就是將多餘水分排出體外。

如何緩解難受症狀？

1 靠腹帶&暖暖包暖身

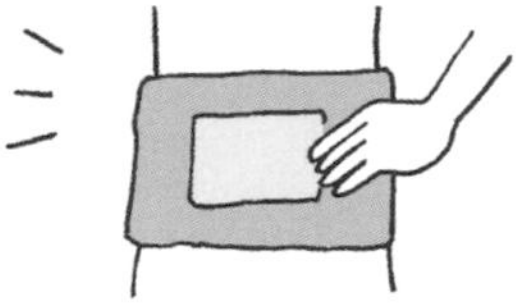

腹部保暖，使腸道及腎臟充滿活力，對於解毒機能相當有幫助。

2 喝梅醬番茶

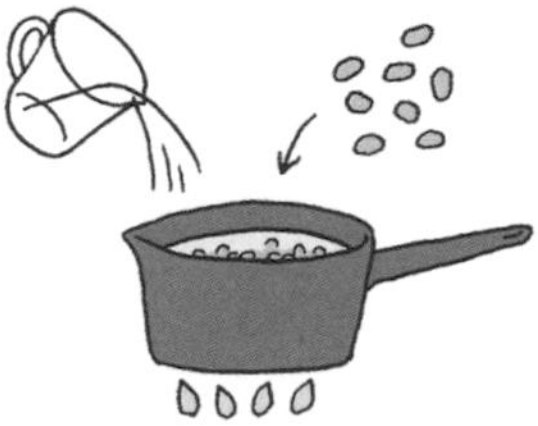

將梅乾及醬油倒入番茶中製成梅醬番茶，每天喝3次。

3 減少飲食分量

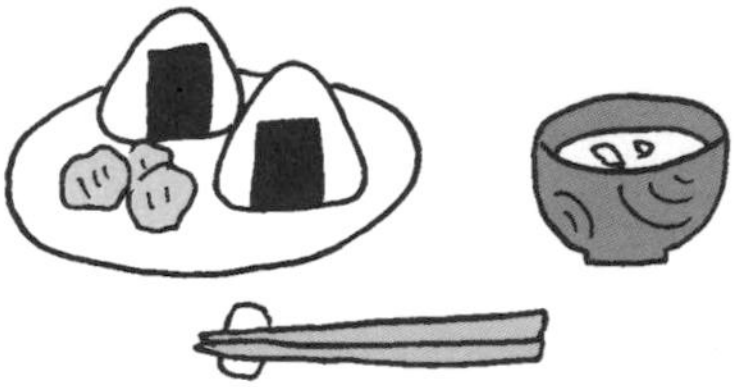

發生濕疹或肌膚粗糙時，飲食分量要比平時少一些。

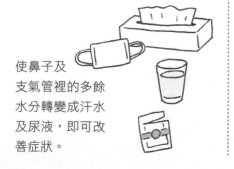

4 洗桑拿浴或半身浴流流汗

讓汗水暢快流出後，可使多餘水分排出體外，症狀就會減輕。

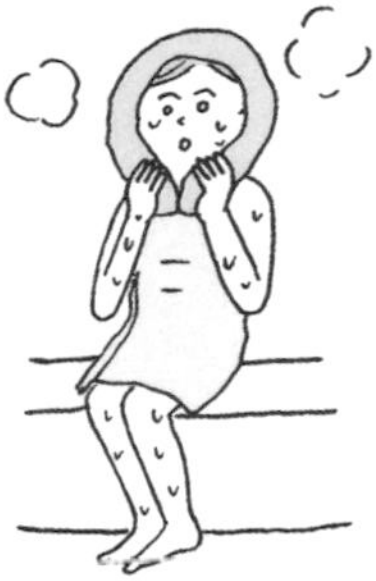

5 做運動

運動後交感神經就會開始運作，可使症狀緩解，因此請積極地活動活動身體。

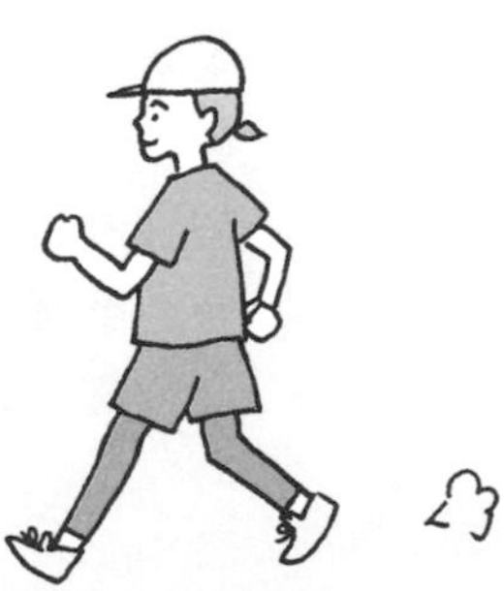

6 喝小青龍湯

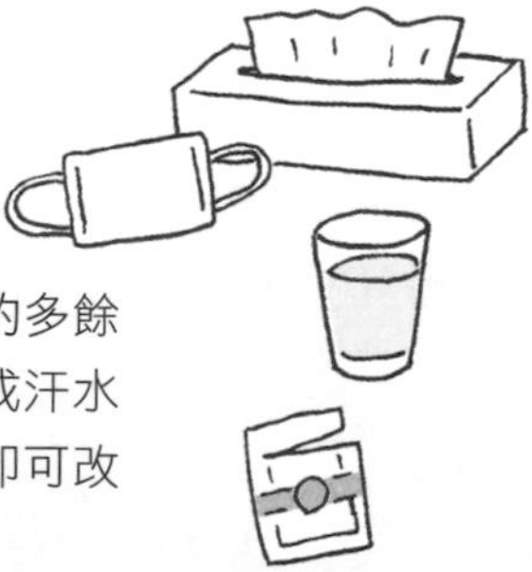

使鼻子及支氣管裡的多餘水分轉變成汗水及尿液，即可改善症狀。

留意春天溫差大
千萬別讓身體受涼了

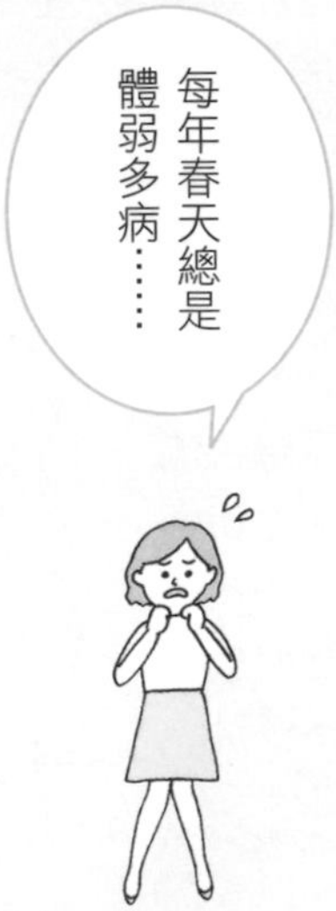

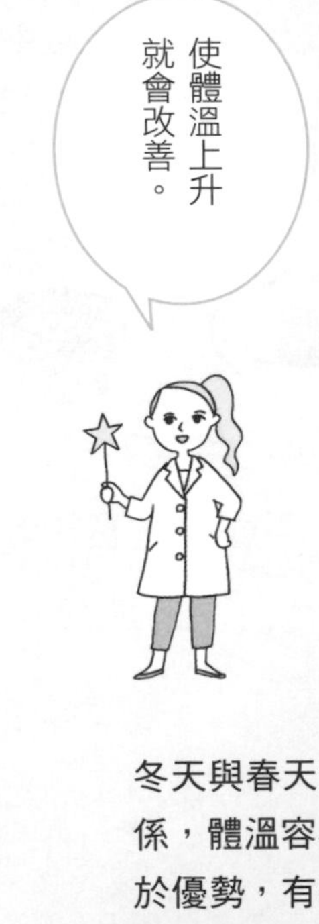

冬天與春天交替之際，會因為一整天下來溫差大的關係，體溫容易下降害人患上感冒。由於副交感神經處於優勢，有些人會胃酸過多而感到噁心想吐，腸道也會過度運作而經常腹瀉。季節更替時，更要留意服裝及飲食，做好保暖工作。

用心穿搭做好保暖工作

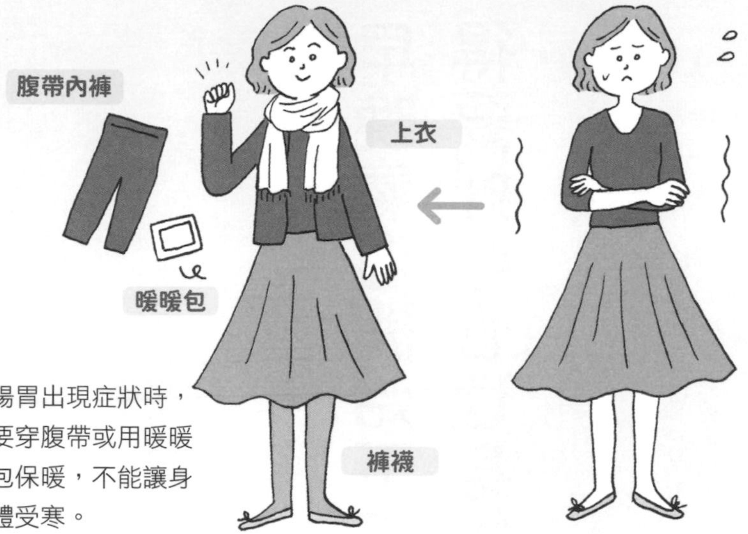
腹帶內褲
上衣
暖暖包
褲襪

腸胃出現症狀時，要穿腹帶或用暖暖包保暖，不能讓身體受寒。

再加上常喝的「紅蘿蔔蘋果汁」！

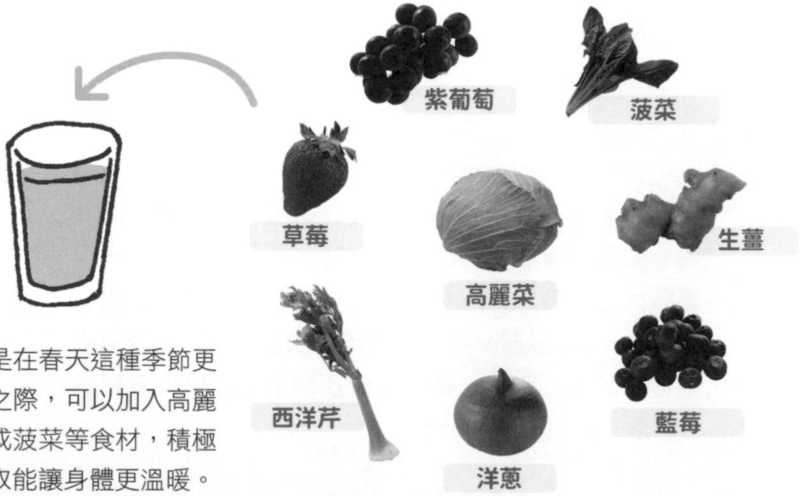
紫葡萄
菠菜
草莓
生薑
高麗菜
西洋芹
藍莓
洋蔥

像是在春天這種季節更替之際，可以加入高麗菜或菠菜等食材，積極攝取能讓身體更溫暖。

早晚氣溫開始下降後 得要好好管理身體健康

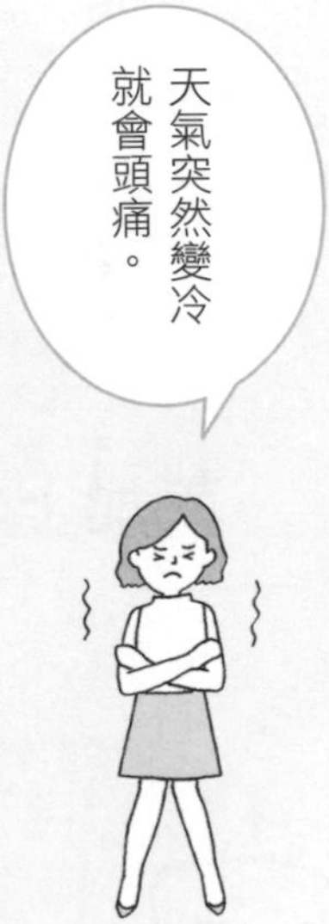

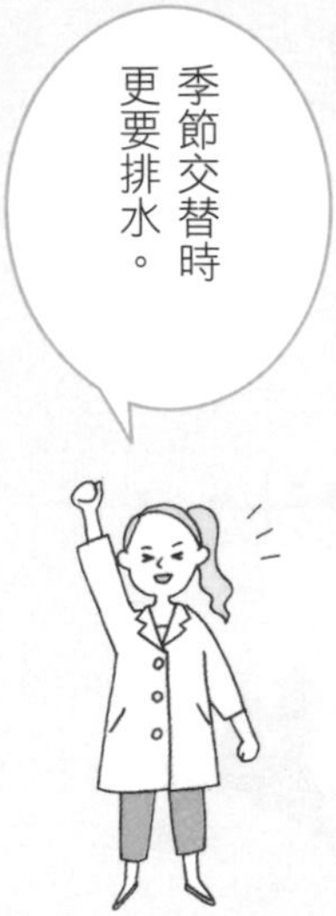

秋天時氣溫會突然下降，身體在這段時期很容易出狀況。尤其不像夏天那麼容易出汗，卻還是像夏天一樣攝取大量水分及冰涼食物的話，身體會囤積多餘水分形成「水毒」狀態。平時不會出現頭痛或是眩暈這類水毒症狀的人，有時一樣會在季節轉換之際出現這類惱人症狀，所以要多加留意。

秋初時的留意重點

1 避免過度攝取水分

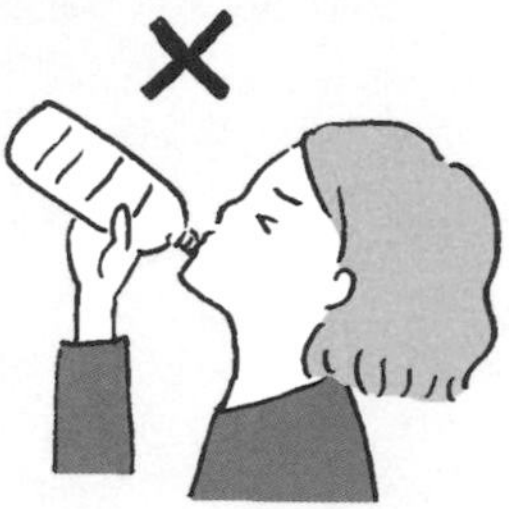

攝取的水分和夏天一樣多的話，多餘水分會囤積在體內。

2 喝生薑紅茶

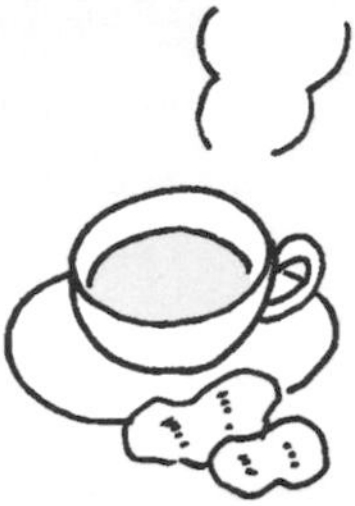

排毒效果絕佳。太熱的時候，也可以喝冷溫的生薑紅茶。

3 穿腹帶

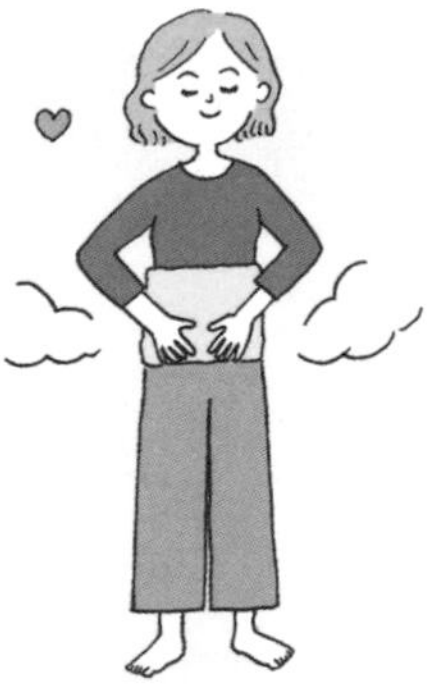

穿上腹帶後，就算晚上氣溫突然下降也不必擔心。

4 泡熱水澡

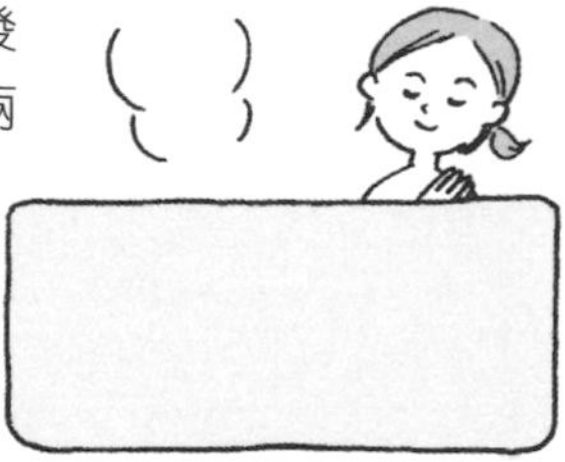

泡澡不但能暖身還能發汗，一舉兩得，即便天氣炎熱也一定要泡澡。

5 做肌力訓練

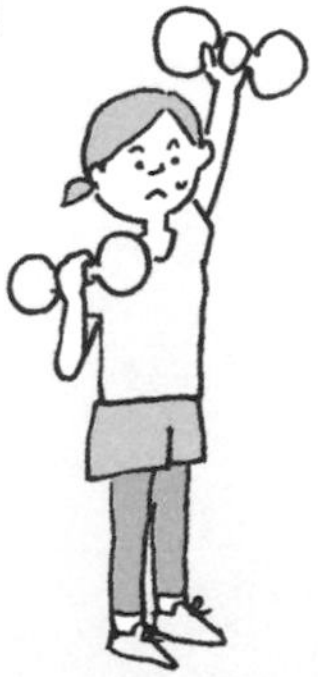

做肌力訓練或做做運動，盡量流汗將水分排出。

6 攝取生薑

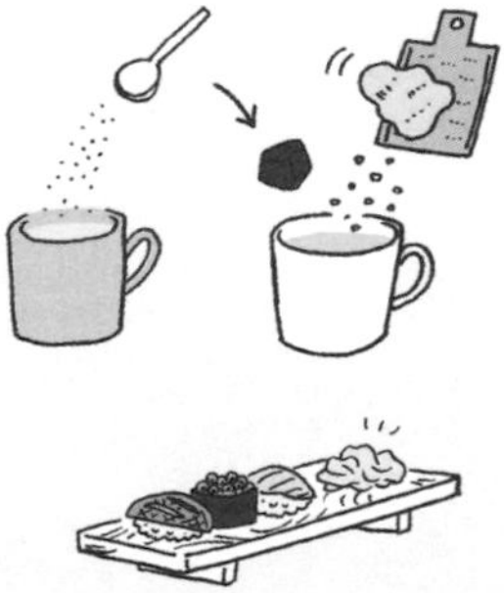

生薑能讓體溫上升，改善血液循環，所以覺得冷時馬上吃口生薑。

Lesson 4

一整年都愛用的「暖身小物」

首推「保暖腹帶」，
其他意想不到的暖身小物，
對於祛寒也十分有幫助！

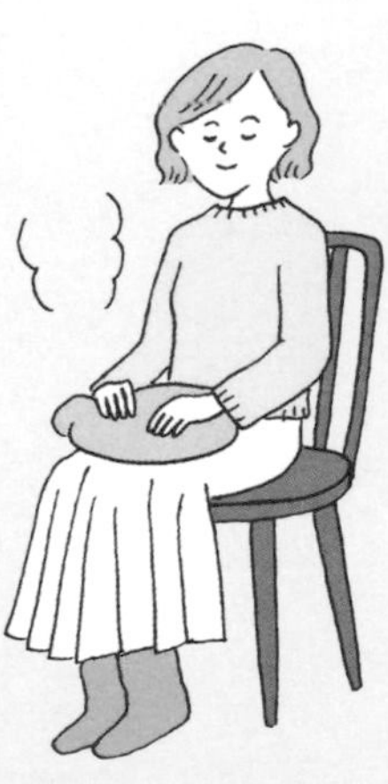

365天都要穿戴腹帶！

腹帶除了讓腹部保暖
全身也會熱起來

子宮及卵巢的溫度上升後
可分泌出更多的女性賀爾蒙

腹帶365天整日穿戴
最理想

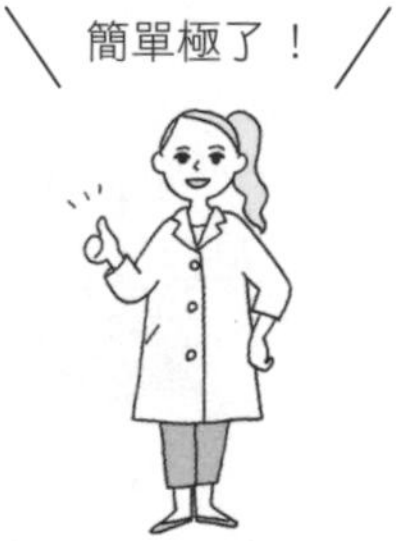

穿腹帶不容易覺得冷的5大理由

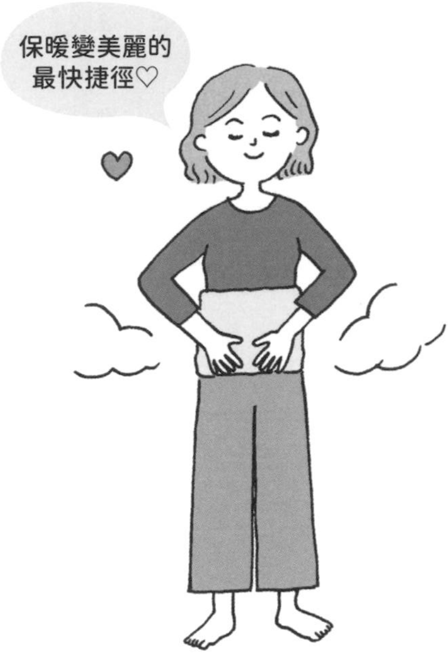

1 腹部血流量大，所以讓腹部保暖，體溫就能有效率地往上升高。

2 約有7成淋巴球集中在腸道，腸道變暖免疫力就會提升，避免生病。

3 使子宮及卵巢的溫度上升，即可解決生理痛及生理不順的問題，有助於預防婦科疾病。

4 血液循環會改善，因此基礎代謝會變好，讓人變成易瘦體質。

5 腹部一熱起來，就能一覺好眠，擁有良好的睡眠品質，即可維持身體健康。

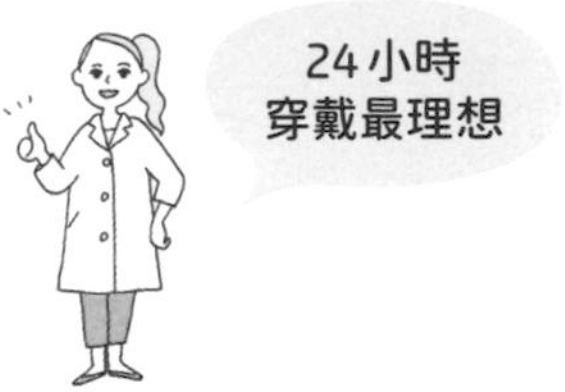

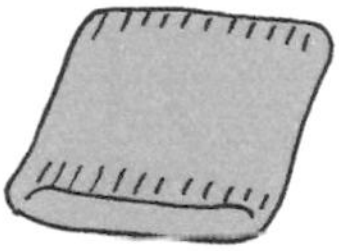

夜晚用

泡完澡後選擇寬鬆款式。就寢時千萬別讓身體束得太緊。

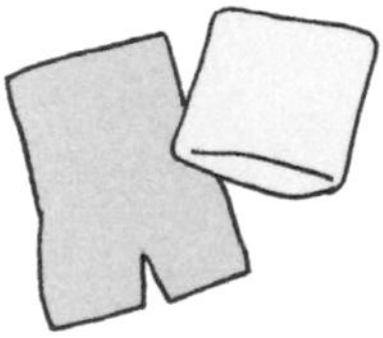

白天用

不影響外衣穿搭的薄款設計。也有與內褲合而為一的「腹帶內褲」，使用起來也很方便。

從外部保暖穿腹帶最理想

想從外部保暖，最理想的小物首推保暖腹帶。

腹部存在許多臟器，只要使臟器溫度升高，即可活化內臟運作。而且全身約70%的淋巴球皆位於腸道內，因此腸道溫暖的話，免疫力就會變好；反之腸道溫度太低，免疫力就會下降。

除了寒冷季節之外，在炎熱的日子也是一樣，而且無論是白天或是晚上就寢時，最好都要穿著腹帶。盡量365天整日穿戴最是理想！

加上暖暖包讓體溫更加升溫

體溫立即上升
還能長時間維持溫暖

建議貼在腹部及腰部等
覺得冰涼的部位

貼在腹帶上
還能使體溫更加升溫

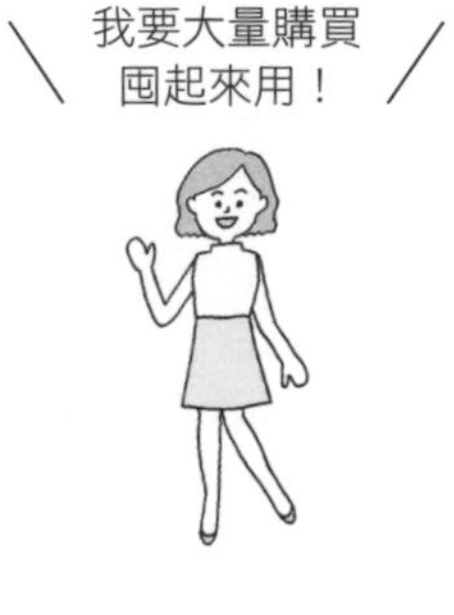

暖暖包加熱技巧

技巧1

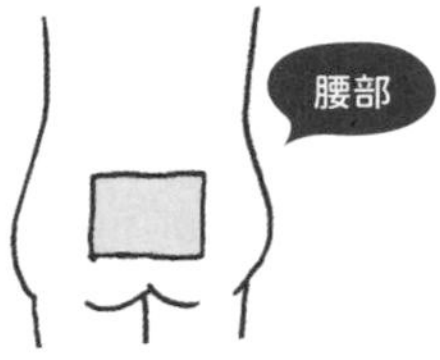

貼在骨盆的骶骨上
溫暖整個腰部

貼在骨盆中央部位的骶骨一帶，可溫暖整個腰部，使全身血液循環變好。也推薦大家使用溫貼布（p.126）。

技巧2

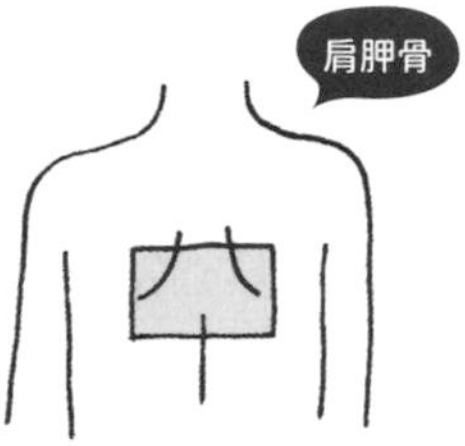

貼在肩胛骨之間
消除寒氣

突然覺得寒氣入侵時，將暖暖包貼在肩胛骨之間，血流循環就會變好，上半身變暖後，接下來全身就會逐漸暖起來。肩膀痠痛很難受時，也可以貼在頸部後方。

技巧3

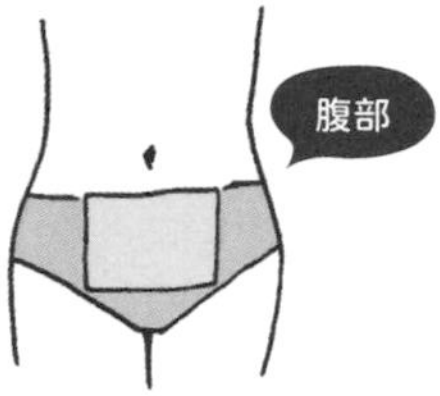

貼在肚臍下方
對付腹部冰涼最見效

禦寒穴道集中在肚臍下方6～7cm處，所以當腹部受寒或是身體不適時，貼上暖暖包馬上見效。也可以貼在緊身褲或內搭褲上。

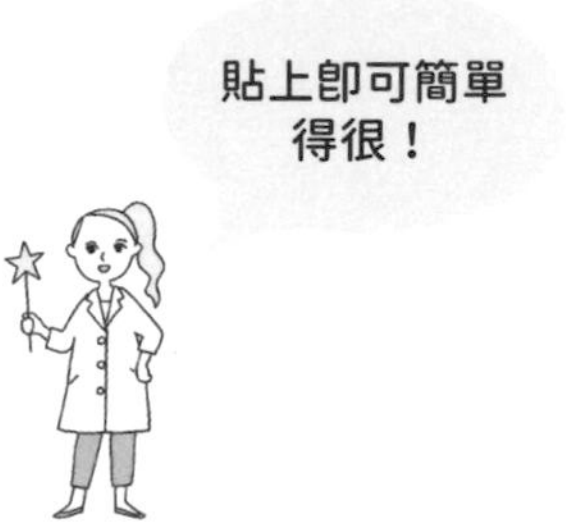

嚴重畏寒時貼在腹帶上方

特別容易畏寒的人，可將暖暖包貼在腹帶上保暖腹部及腰部。冬天換穿白天用腹帶時貼上1個暖暖包，入浴後改穿夜晚用腹帶時再貼1個，1天可以使用2個。

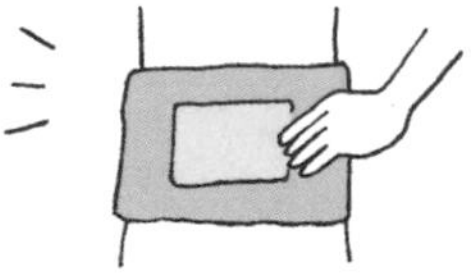

貼在覺得冷的地方馬上暖呼呼

感覺「有點冷」的時候，一次性暖暖包這種保暖小物，能讓人馬上溫暖起來。貼上之後即可長時間保溫，這也是暖暖包的優點之一。

覺得特別冷的時候，將暖暖包貼在腹帶上保暖腹部及腰部，完全不必擔心低溫燙傷的問題，讓全身慢慢地熱起來。

請大家將腹帶＋暖暖包列入冬季必備用品。另有鞋用的暖暖包，能讓雙腳末端也溫熱起來。

長時間保溫的湯婆子

熱度會長時間持續
直達體內

放在肌肉量多的大腿處
可促進血液循環

大小材質五花八門
請依個人喜好作選擇

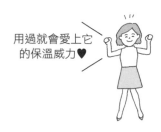

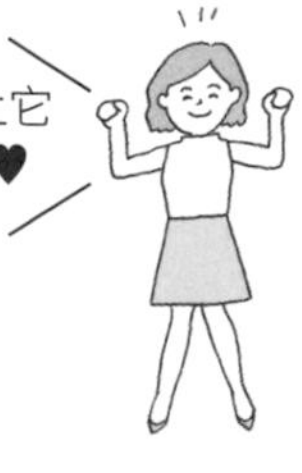

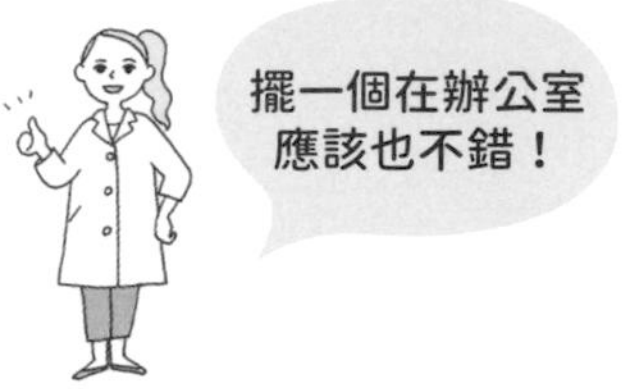
擺一個在辦公室
應該也不錯！

使用時的注意事項

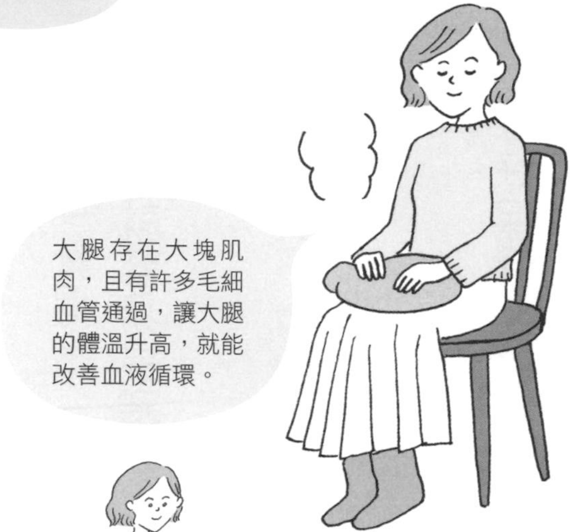
大腿存在大塊肌肉，且有許多毛細血管通過，讓大腿的體溫升高，就能改善血液循環。

有各式各樣的湯婆子

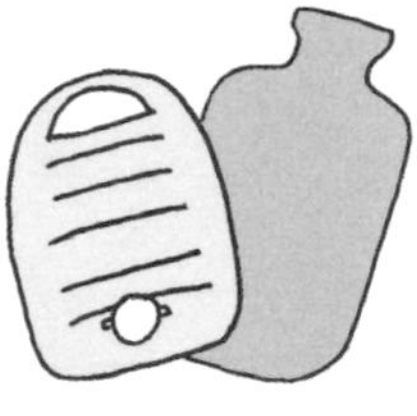

種類五花八門，有傳統裝熱水的類型、用微波爐加熱的類型、方便攜帶外出的迷你款……，請大家依照使用目的作挑選。

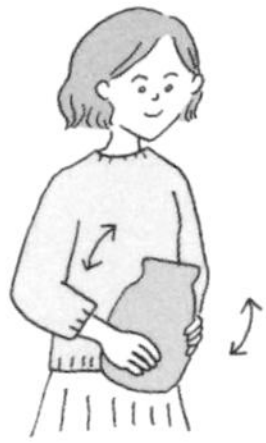

隨處移動

可以全身上下任意移動，放在腰部或臀部等處，溫暖整個身體。

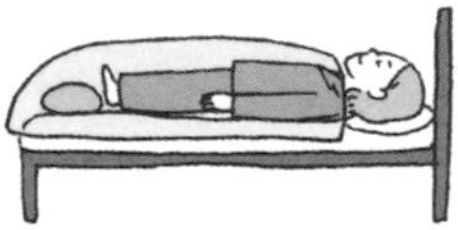

睡覺也能用

事先擺在被褥裡，就能溫暖雙腳，讓人一夜好眠。而且熱度還可以持續到早上！

寶特瓶也能拿來當湯婆子

將40～50度的熱水裝入空寶特瓶中，馬上變身成湯婆子。只要雙手拿著，就能讓凍僵的手變暖和。

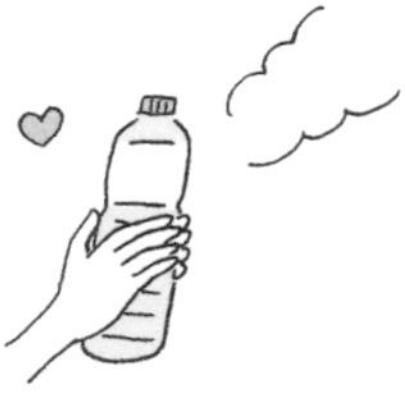

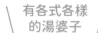

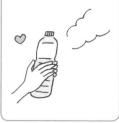

隨時備用讓妳一整天都過得暖呼呼

湯婆子可以長時間舒服地溫熱身體。

除了在晚上就寢時可以放在被褥裡，白天也能擺在大腿上，甚至熱敷腰部及腹部，讓人一整天都過得暖呼呼，所以很適合放一個在辦公室裡隨時備用。種類五花八門，不僅有傳統裝熱水的款式，也有用微波爐加熱的類型，請依個人喜好作選擇。

針對「頸部、手腕、腳踝」加強保暖

頸部一覺得冷
全身就容易畏寒

披肩及圍巾能溫暖頸部
在在不可或缺

好好保暖手腕和腳踝
手腳冰冷從此不再來

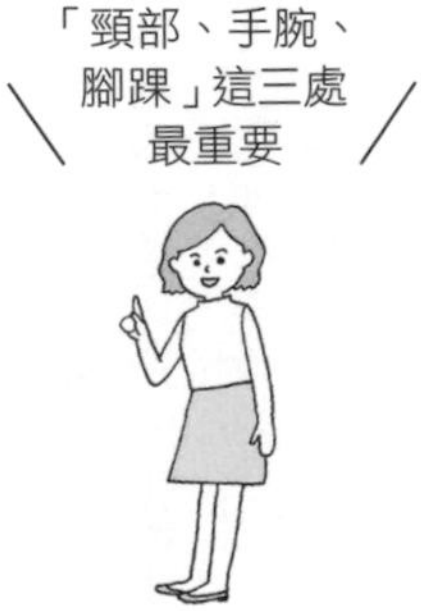

保暖重點鎖定頸部、手腕、腳踝

手腕

接近皮膚處有動脈通過，因此讓手腕的體溫上升，除了能保暖指尖，全身都會暖和起來。所以冬天在室外建議大家戴手套，進入室內要戴護腕。

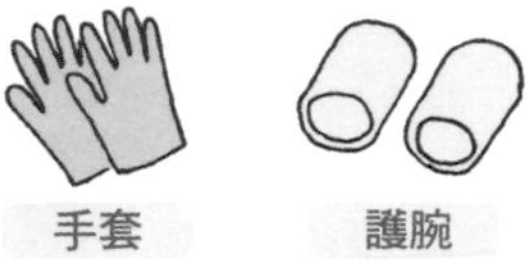
手套
護腕

腳踝

和手腕一樣，接近皮膚處都有動脈通過，因此容易畏寒。如能穿戴襪套或襪子保暖腳踝，血液循環就會改善，讓腳尖也能暖呼呼。

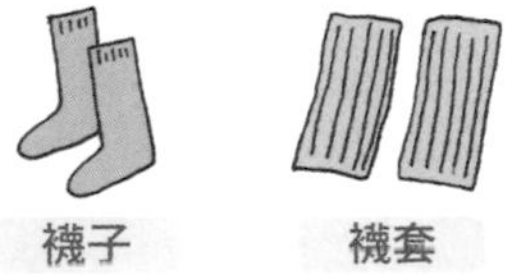
襪子
襪套

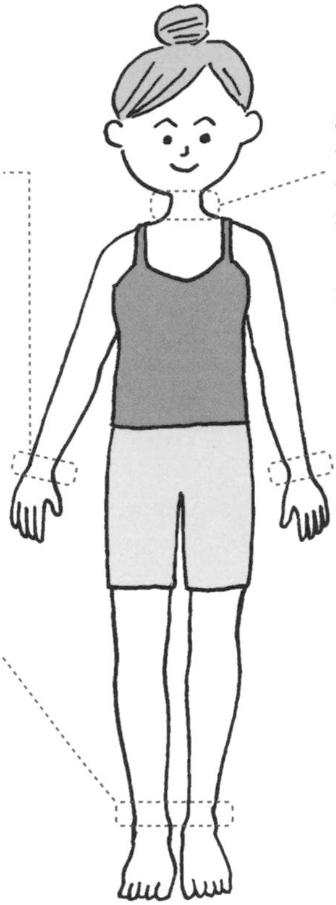

頸部

屬於大血管的頸動脈會通過這個部位，產熱的棕色脂肪細胞也集中在這裡，因此建議穿戴披肩及圍巾保暖，或是用熱毛巾敷在頸部後方，這樣也會感覺很舒服。

圍巾＆披肩

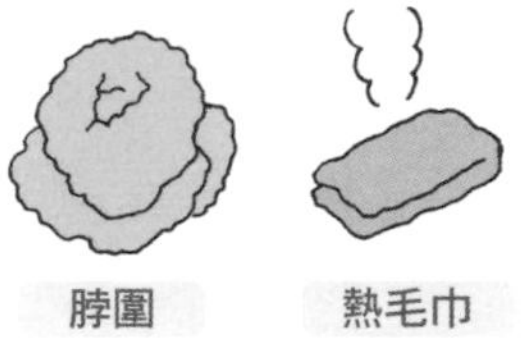
脖圍
熱毛巾

高領衣

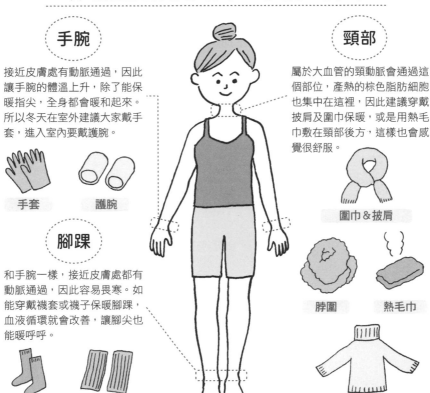

「頸部、手腕、腳踝」一覺得冷全身都畏寒

「頸部、手腕、腳踝」，這些部位接近體表的地方都有動脈通過，所以這三處一覺得冷，很容易全身畏寒。感覺冷的時候，頸部要善用披肩、圍巾及脖圍保暖，手腕要穿戴手套及護腕，腳踝記得穿上襪套和襪子。

許多禦寒穴道都位在頸部，溫暖這些穴道就能擺脫全身畏寒現象。除了冬天外出時要隨時攜帶這些保暖小物，夏天待在辦公室裡最好也要常備。

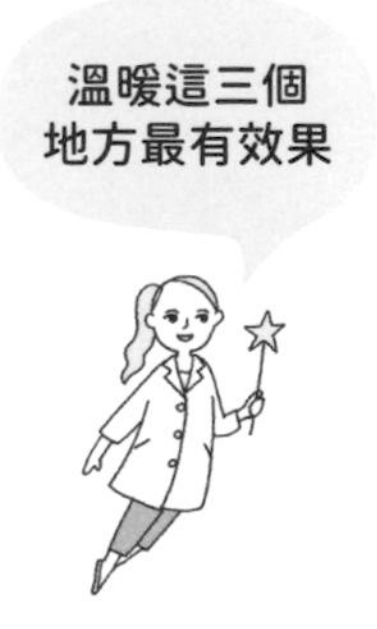
溫暖這三個地方最有效果

時尚穿搭以頭寒足熱的組合爲基本原則

遵行上身單薄、下身厚重的暖桌式穿搭

下半身多穿1件內搭褲或緊身褲

讓腳趾能方便活動的鞋款雙腳才不容易發冷

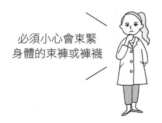

下半身保暖身體就會暖呼呼

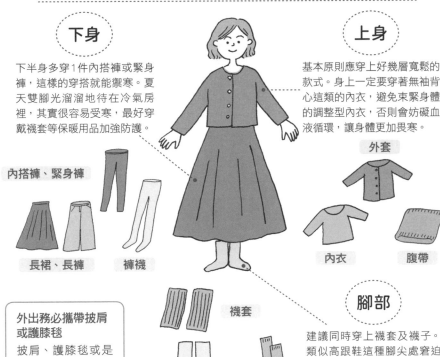

下身

下半身多穿1件內搭褲或緊身褲，這樣的穿搭就能禦寒。夏天雙腳光溜溜地待在冷氣房裡，其實很容易受寒，最好穿戴襪套等保暖用品加強防護。

上身

基本原則應穿上好幾層寬鬆的款式。身上一定要穿著無袖背心這類的內衣，避免束緊身體的調整型內衣，否則會妨礙血液循環，讓身體更加畏寒。

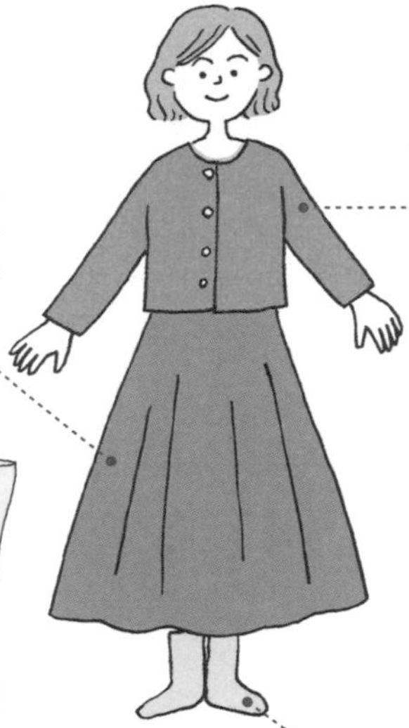

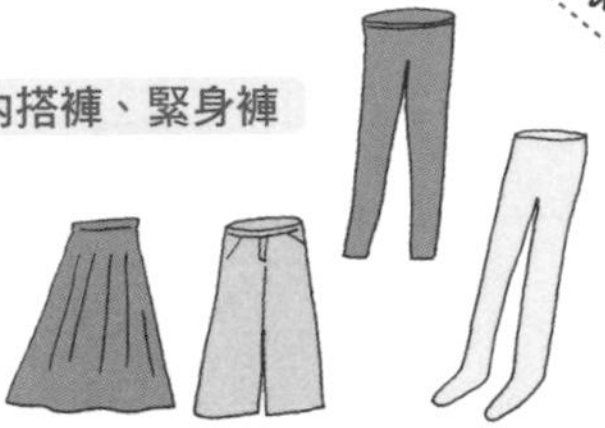
內搭褲、緊身褲
長裙、長褲
褲襪

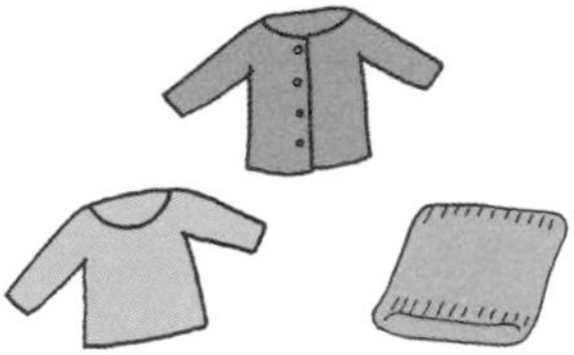
外套
內衣
腹帶

腳部

建議同時穿上襪套及襪子。類似高跟鞋這種腳尖處窘迫的設計，容易使體溫下降，所以最好改穿運動鞋或涼鞋，這類鞋款才方便腳趾活動。

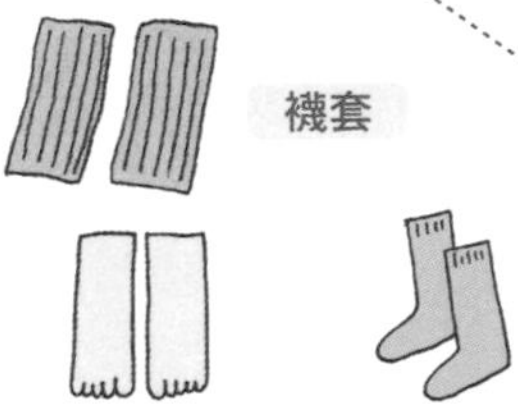
襪套
五趾襪
厚襪子

外出務必攜帶披肩或護膝毯

披肩、護膝毯或是開襟衫，都是方便穿脫又能用來調節溫度的單品，夏天也請務必隨身攜帶。冬季天氣嚴寒時，也推薦大家戴上毛帽或耳罩等保暖用品。

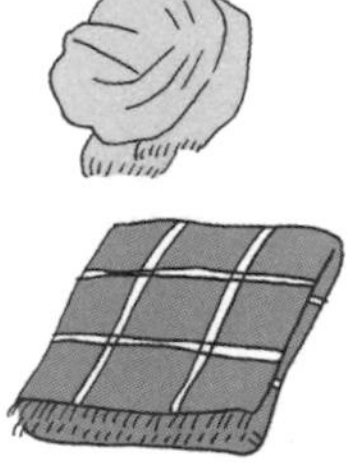

暖桌式穿搭才能使下半身確實暖起來

穿衣服時，應參考暖桌式穿搭，選擇頭寒足熱的組合，才能溫暖下半身，使下半身的血液及溫度充分循環。首先基本上須穿戴腹帶，再穿上1件內衣，而且盡可能在下半身加上緊身褲或襪套。

另外一到冬天，最好在腹部及腰部貼上暖暖包，或是同時穿上五趾襪與厚襪子，如此才能從腳底整個暖起來。

辦公室穿搭應留意哪些要點？

尤其必須小心
夏天在冷氣房受寒

多加1件外套
避免寒氣入侵體內

也要常備
護膝及襪子等保暖小物

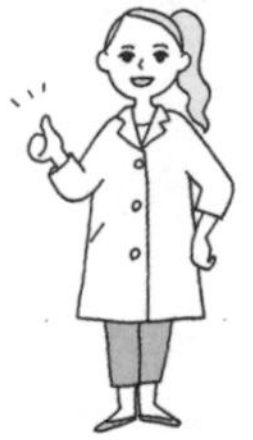

理想的辦公室穿搭

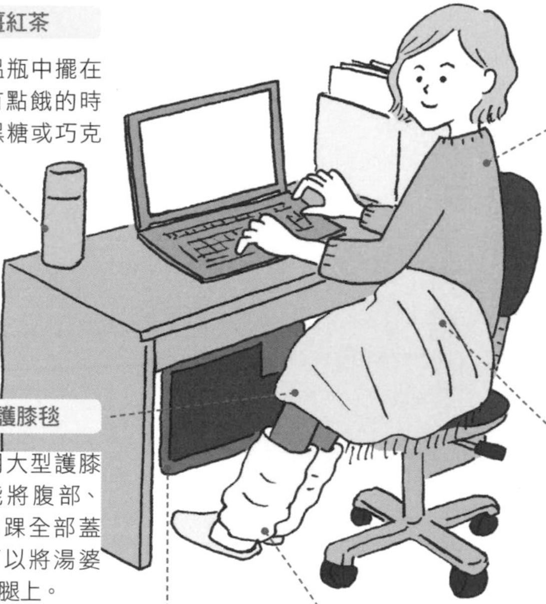

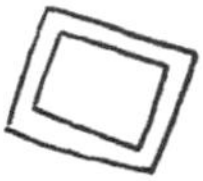

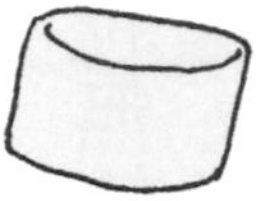

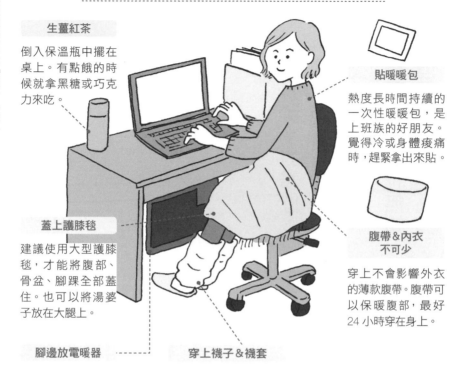

生薑紅茶

倒入保溫瓶中擺在桌上。有點餓的時候就拿黑糖或巧克力來吃。

貼暖暖包

熱度長時間持續的一次性暖暖包，是上班族的好朋友。覺得冷或身體痠痛時，趕緊拿出來貼。

蓋上護膝毯

建議使用大型護膝毯，才能將腹部、骨盆、腳踝全部蓋住。也可以將湯婆子放在大腿上。

腹帶&內衣不可少

穿上不會影響外衣的薄款腹帶。腹帶可以保暖腹部，最好24小時穿在身上。

腳邊放電暖器

尤其是天氣寒冷的冬天，腳邊要放置電暖器，好好保暖下半身。

穿上襪子&襪套

為了避免腳踝受寒，應穿上襪子及襪套。鞋子也要改穿寬鬆款式。

辦公室的禦寒對策
就靠保暖小物萬全防護

辦公室穿搭的問題，其實夏天比冬天更惱人。冷氣房對於陽性體質的男性來說，待起來會覺得舒適宜人，但是對於陰性體質的女性卻變成一大威脅。一整天待在辦公室裡，會使人全身畏寒，所以最好穿上外套或是蓋上護膝等保暖用品。

冬天坐辦公桌工作時，雙腳冰冷也會叫人很難受。除了善用能溫暖下半身的保暖小物之外，也可以將湯婆子放在大腿上，就能使全身都溫暖起來。

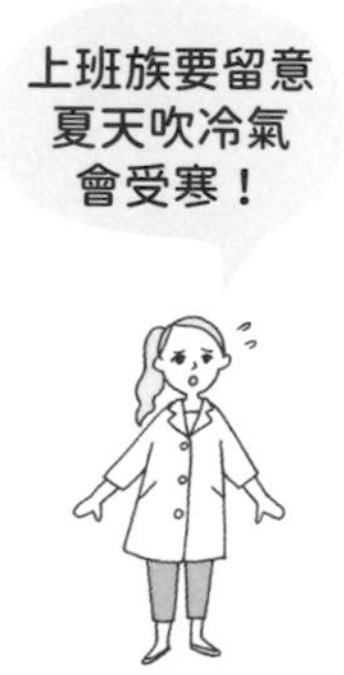

睡覺時身體也要保暖

穿著寬鬆的腹帶
上床睡覺

容易發冷的部位
善用湯婆子或斗篷保暖

夏天吹冷氣也無妨
但要穿上長袖長褲

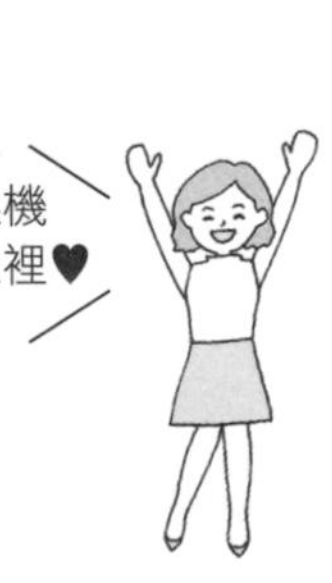

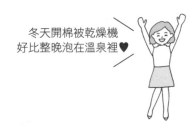

就寢時也要保暖腹部及頸部

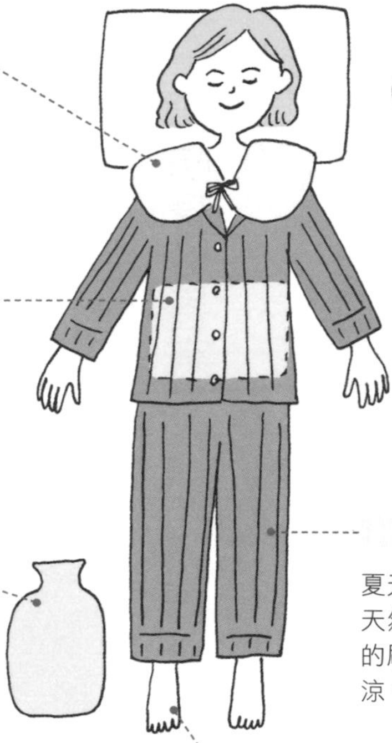

冬天用斗篷覆蓋頸部

最好將毛巾纏在脖子上，以防止寒氣從頸部入侵，使體溫下降。

枕邊擺生薑

睡不著的時候，將生薑切片盛盤擺在枕邊，即可幫助入睡。

睡覺時也要穿腹帶

無論夏天或是冬天，睡覺時務必穿著腹帶，而且要選擇不會束緊身體、寬鬆的款式。

夏天也要蓋上毛巾被

就算天氣炎熱，也要蓋上毛巾被，避免腹部受涼，而且最好選擇親膚的天然材質。

冬天在腳邊擺湯婆子

湯婆子只要將熱水倒入容器，即可長時間保溫。

睡衣選擇天然材質

夏天選擇棉麻等有助於吸汗的天然材質，冬天建議挑選保暖的刷毛材質。絲質睡衣冬暖夏涼，一年到頭都適合穿著。

雙腳發冷時就穿襪子

睡覺時最好穿上寬鬆的專用襪。穿五趾襪血液循環會比較好，能夠保暖雙腳。

就寢時也別忘記穿腹帶

一整天有三分之一是睡眠時間，所以禦寒對策尤其重要。腳一冷就睡不著的人，不妨穿著襪子睡覺，但是最好選擇寬鬆款式，不能太緊。

夏天開冷氣睡覺的人，睡衣應選擇長袖長褲的款式。

冬天善用湯婆子或棉被乾燥機保暖，就能讓身體暖呼呼地一覺好眠。

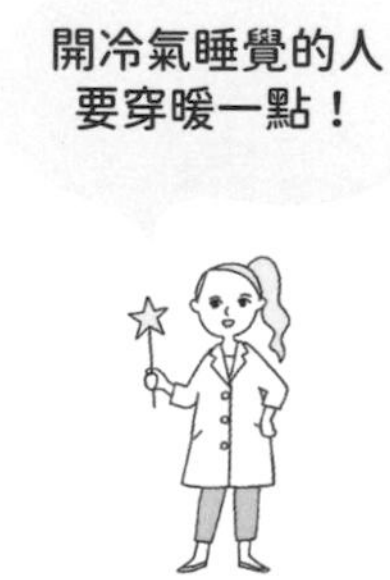

使用布衛生棉撲滅下半身虛寒體質！

非生理期也要用
預防身體畏寒

使子宮及膀胱溫度升高
而且全身都會慢慢熱起來

分泌物多的時候
代表身體受寒了

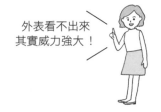

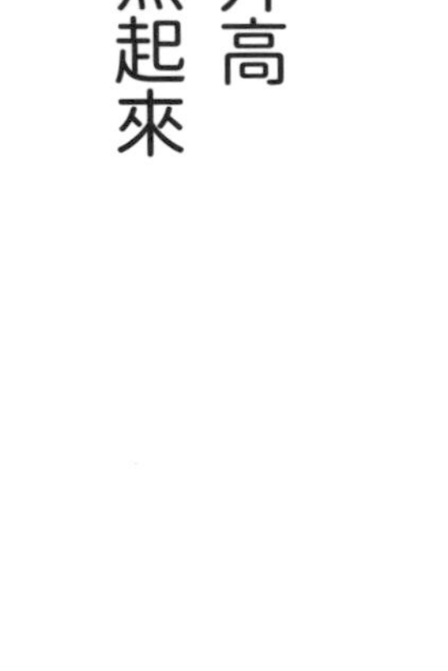

布衛生棉的功效

- 溫暖子宮及膀胱消除畏寒現象
- 緩解生理痛及排卵痛
- 透氣性佳不易悶熱
- 不容易發癢、起疹子
- 可確認經血量及顏色

布衛生棉的使用方式

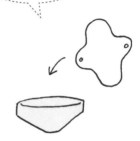

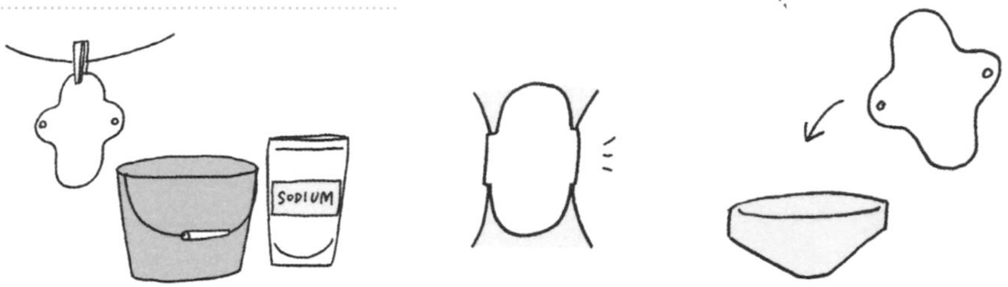

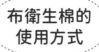

1. 確認布衛生棉的正反面，放在內褲上。第一次開封的產品務必洗淨後再使用。
2. 套在褲襠上，扣好快扣。使用方式和有翅膀的衛生棉一樣。
3. 先泡水再清洗。使用鹼性清潔劑（小蘇打清潔劑）清洗，更容易去除髒汙。

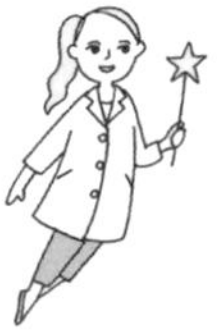

除了生理期時使用，平時也可以用

分泌物多時要特別留意！

分泌物很稀且量多的狀態持續很久的時候，代表身體受寒了。分泌物量多時，更需要格外留意，並善用布衛生棉或護墊保暖身體。

布衛生棉保暖子宮及膀胱的效果絕佳

布衛生棉可重複使用，又不容易悶熱，除了生理期間使用，平時用還能保暖子宮及膀胱，改善虛寒現象。

布衛生棉的類型十分多樣化，如為快扣型的款式，用法和一般衛生棉一模一樣。大家不妨先在生理期以外的日子試用看看，親身感受一下保暖效果如何。

如果用的是市售的艾草溫熱護墊，熱度會直達子宮、膀胱及大腸，血液循環改善後，全身就會暖起來。

立即見效的各式「溫貼布」保暖訣竅

不必擔心低溫燙傷
讓身體由內而外暖起來

使用隨手可得的材料
三兩下就完成！

忙碌時用微波爐
加熱毛巾也行得通

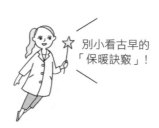

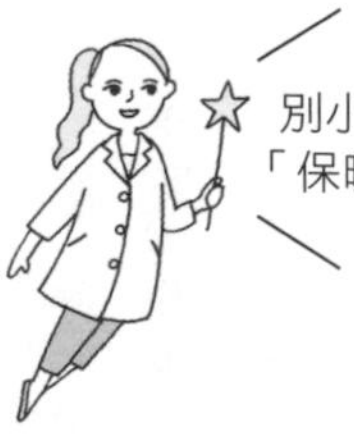

推薦溫貼布！

蒟蒻貼布

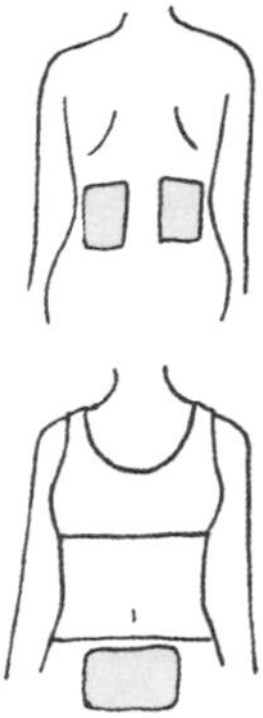

煮過後會變得很燙，熱度可滲透進體內，對於婦科疾病最見效。

作法

將 3 塊蒟蒻用熱水煮 4 分鐘，每 1 塊再用布包起來，1 塊敷在腹部下方，2 塊敷在腰部左右兩側。

生薑貼布

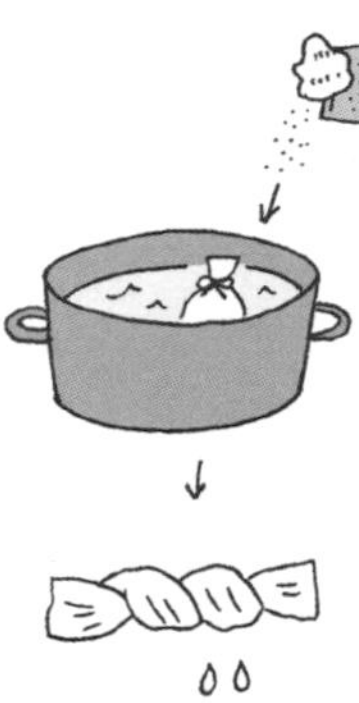

生薑具有促進血液循環的效果，從肌膚吸收之後，可解決身體痠痛及疼痛等各種困擾。

作法

將薑泥裝入布袋中，放進熱水裡加熱。稍微放涼後，將毛巾浸濕再敷於患處。

隨手可得的材料能有效祛寒！

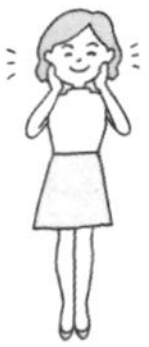

鹽貼布

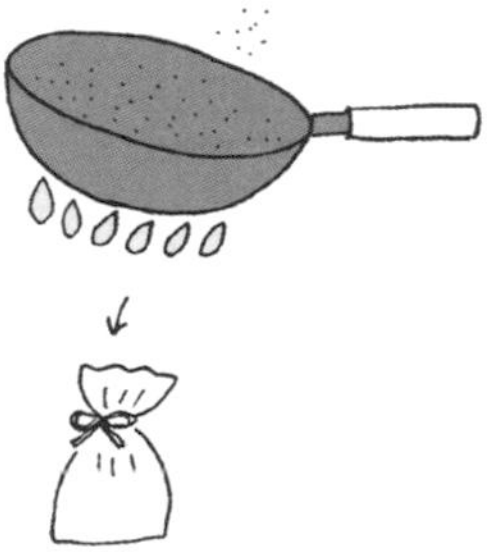

加熱後不容易冷卻，熱度可長時間持續。敷在腹部上，可使汗水不斷流出來。

作法

用中火將天然鹽炒至鬆散為止，趁熱裝入布袋中再束緊袋口，敷在腹部上。

可使全身慢慢熱起來又沒有低溫燙燒的疑慮

難纏的虛寒體質，善用溫貼布即可立即見效，而且無須擔心低溫燙燒的問題，能讓身體由內而外暖起來，還可促進發汗。

生薑、蒟蒻、鹽等素材，不但隨手可得又很天然，這點最叫人安心。

沒時間的人，也可以將毛巾弄濕後擰乾，再用微波爐加熱，敷在頸部及眼睛上，就能改善血液循環，緩解眼睛疲勞及頭痛。

「溫灸」對所有不適症狀都見效

在覺得冷的地方或穴道上溫灸即可禦寒

也能用吹風機對著禦寒穴道吹一吹

枇杷葉溫灸更是聞名的抗癌療法且能有效改善虛寒體質

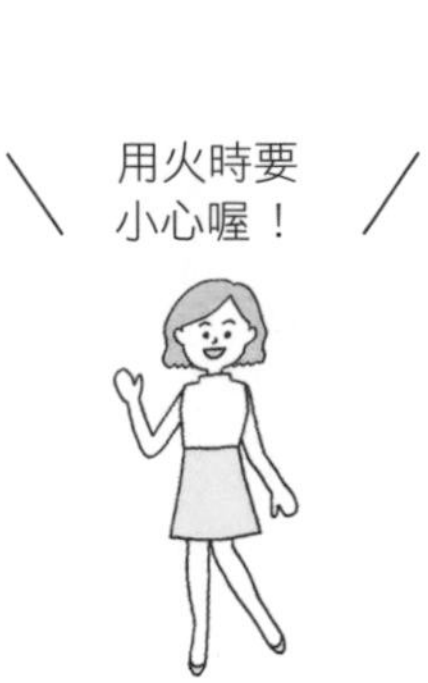

推薦大家自己來溫灸

使用將艾絨裝入紙製底座的「隨身灸」，就能一個人輕鬆作溫灸。每種溫灸的溫度各不相同，建議大家一開始先從低溫的類型嘗試看看。

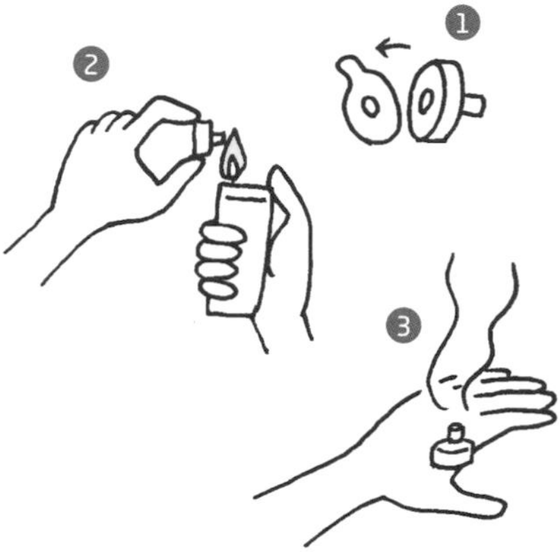

使用方式

1. 艾灸點火後，放在穴道上。可以事先在穴道上作記號，操作時會更加方便。
2. 置於穴道上經過一段時間後，就會開始覺得溫熱起來，代表血液循環變好了。
3. 感覺刺刺熱熱的時候，即可結束溫灸。即便溫灸時間不長，只要有變熱，溫熱的刺激效果就會傳達到體內。

有效的禦寒穴道就是合谷及三陰交

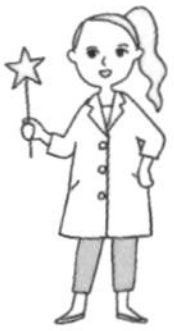

用吹風機溫灸更方便

用吹風機的熱風對著內側腳踝骨的三陰交（p.131）吹一吹，整個腳就會暖起來。吹風時須用弱風模式，距離10～15cm，也可以隔著衣服吹。

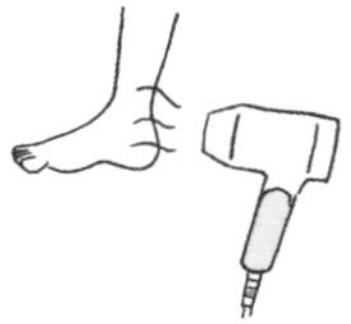

在覺得發冷的部位及穴道上溫灸

想讓身體由內而外暖起來，有一個不錯的方法，就是溫灸。一般說到溫灸，都是將艾草葉萃取而出的艾絨放在穴道上燃燒，利用溫灸的熱度刺激穴道，藉此改善血液循環，使全身體溫上升。

近來市面上有販售隨身灸，肌膚不會直接碰觸到火源，更有不需要用火即可溫灸的產品，大家不妨多加運用。也可以使用吹風機溫灸，作法更簡單。還有枇杷葉溫灸，自古以來就是對抗癌症十分著名的民間療法之一。

畏寒時馬上按壓穴道

按壓穴道可改善氣的流動
使身體溫熱起來

有效的禦寒穴道
大多位於下半身

按壓穴道的基本方法
就是用大拇指指腹垂直按壓下去

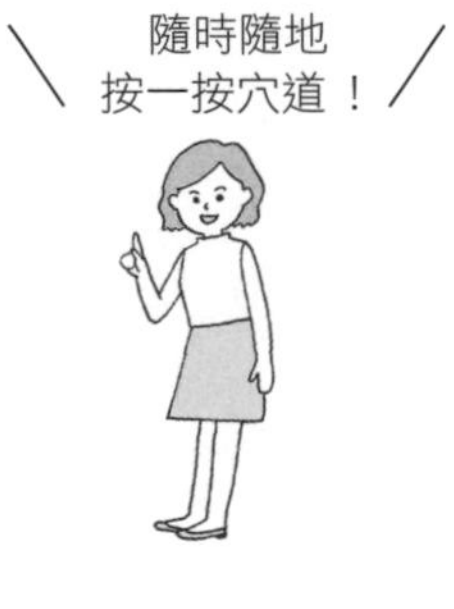

有效的禦寒穴道在這裡！

也推薦大家揉揉指尖！

許多神經纖維皆聚集在指尖處，所以用手指按壓刺激一下指甲根部，可使副交感神經處於優勢，讓血液循環變好。但要避開無名指，因為這裡的穴道與交感神經相連結。

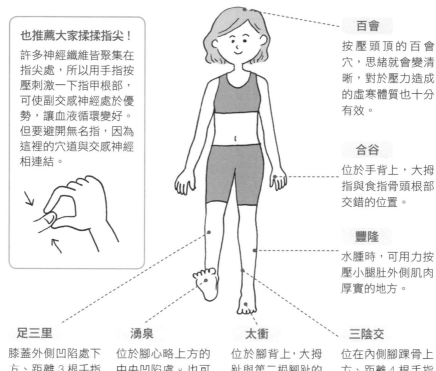

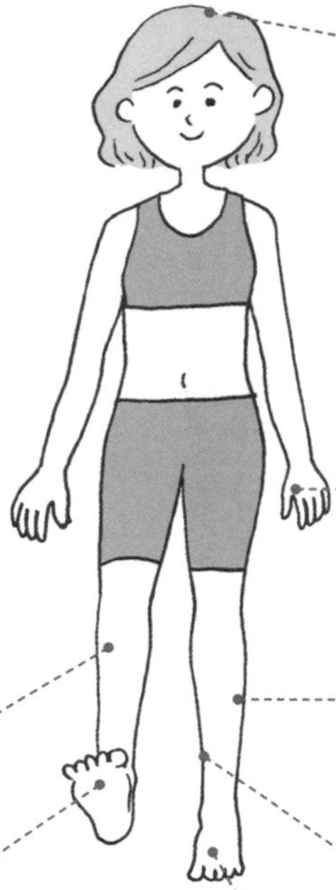

百會

按壓頭頂的百會穴，思緒就會變清晰，對於壓力造成的虛寒體質也十分有效。

合谷

位於手背上，大拇指與食指骨頭根部交錯的位置。

豐隆

水腫時，可用力按壓小腿肚外側肌肉厚實的地方。

足三里

膝蓋外側凹陷處下方、距離 3 根手指的位置。可用大拇指按壓。

湧泉

位於腳心略上方的中央凹陷處。也可以踩著高爾夫球滾動一下。

太衝

位於腳背上，大拇趾與第二根腳趾的骨頭交錯處。對於腳尖冰冷十分有效。

三陰交

位在內側腳踝骨上方、距離 4 根手指頭遠的穴道，對於祛寒十分見效。

按壓穴道讓能量循環全身

按壓穴道可以改善血液循環，因此能有效解決虛寒體質。穴道又稱作經穴，按壓穴道就能刺激氣運行的通路，讓能量循環全身。

全身上下皆有穴道，對於禦寒格外有效的穴道，包含「三陰交」及「太衝」等，請用大拇指的指腹，垂直地用力按下去。

溫熱穴道，或是用整隻手掌按摩，也都能有效祛寒。

也很推薦大家用溫灸（p.128）或衣服保暖

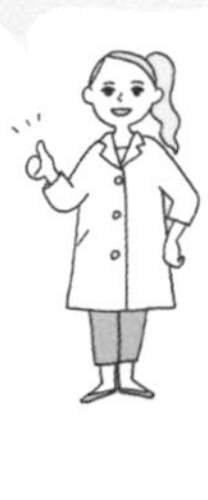

新菜老師教教我

夏季講座

從梅雨季到夏天這段時間
千萬小心
冷氣病與中暑。

爲什麼夏天更要留意畏寒現象？

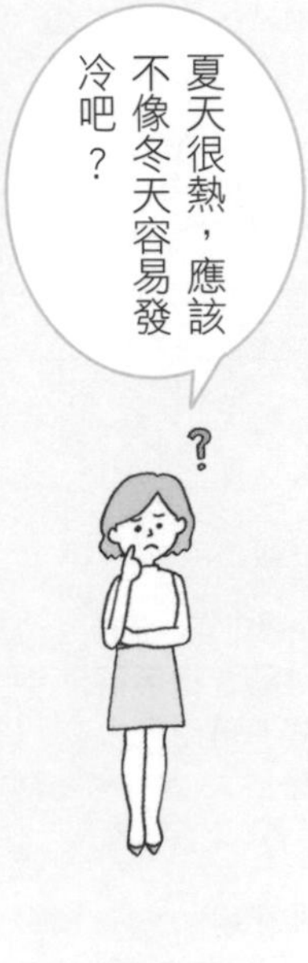
夏天很熱，應該不像冬天容易發冷吧？

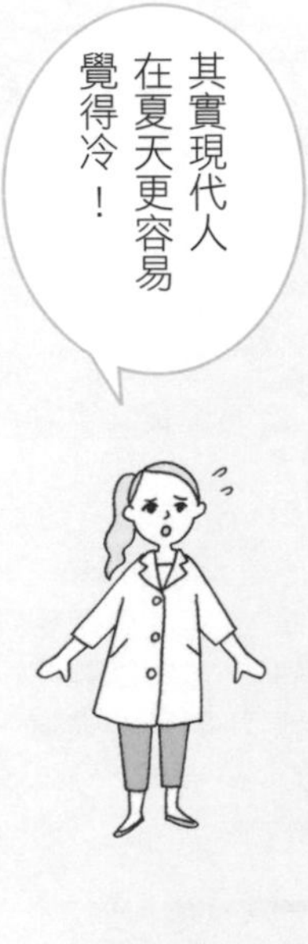
其實現代人在夏天更容易覺得冷！

現在一到夏天，到處都開著冷氣。平時待在冷氣房裡如果穿著單薄，還攝取冰涼飲食的話，內臟會受寒，導致臟器機能變差。外出運動時須勤加補充水分和鹽分，待在室內做運動的人反而沒必要攝取過多水分。

夏天待在冷氣房才叫冷！

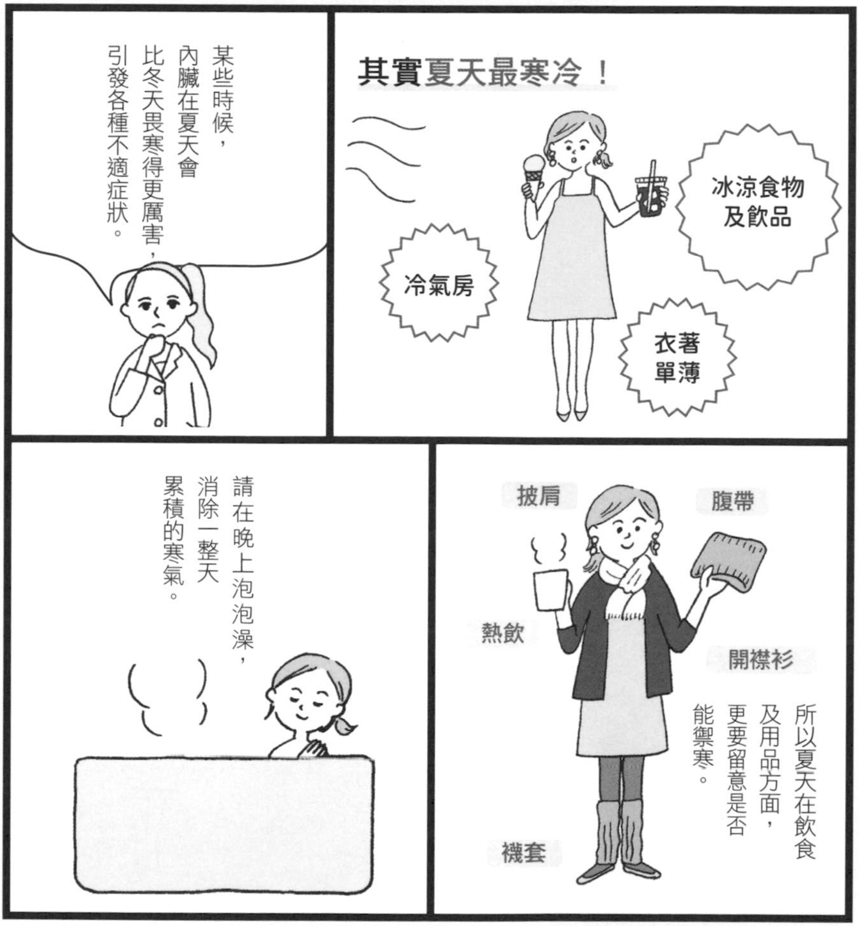
某些時候，內臟在夏天會比冬天畏寒得更厲害，引發各種不適症狀。
其實夏天最寒冷！
冷氣房
冰涼食物及飲品
衣著單薄
請在晚上泡泡澡，消除一整天累積的寒氣。
披肩
腹帶
熱飲
開襟衫
襪套
所以夏天在飲食及用品方面，更要留意是否能禦寒。

禦寒祕訣

1
喝熱飲補充水分

建議大家喝熱熱的生薑紅茶，也可以喝味噌湯補充鹽分。

2
善用保暖小物

待在冷氣房裡，記得使用腹帶、披肩及襪套。

3
避免攝取過多導致體溫下降的食物

小黃瓜及西瓜都屬於陰性食物，可加鹽或味噌，轉變成陽性食物。

4
流汗後要補充鹽分

流汗後體內的鹽分就會流失，補充水分的同時，也別忘了補充鹽分。

夏天吃東西
多一道工夫轉成陽性食物

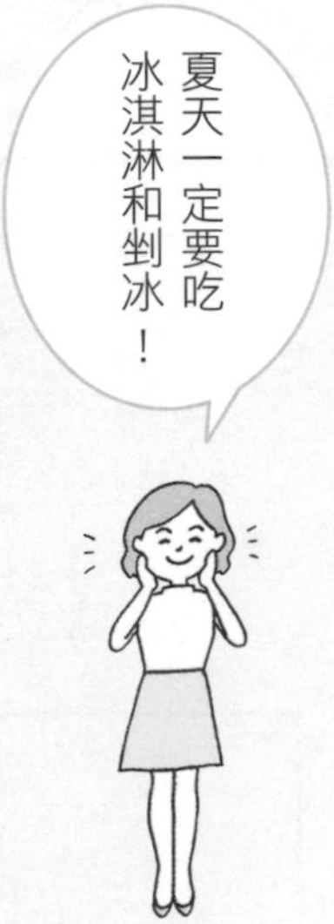
夏天一定要吃冰淇淋和剉冰！

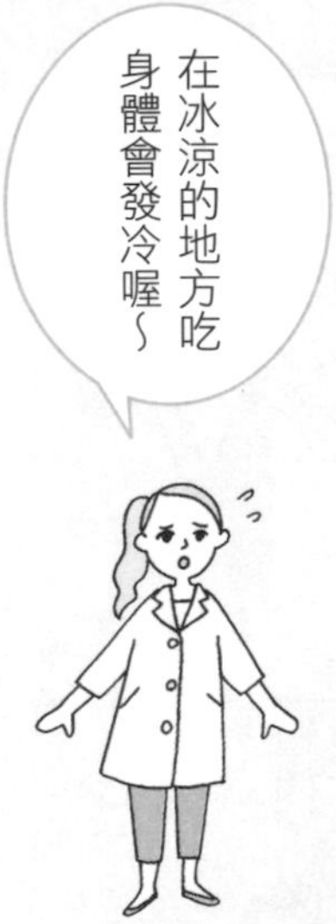
在冰涼的地方吃身體會發冷喔～

冷氣還沒有發明出來的年代，在炎然的夏天會吃陰性食物使體溫下降，藉此調整身體狀況，但是現代到處都開著冷氣，如果照樣吃陰性食物的話，體溫會下降太多。其實夏天常吃的食物，吃之前一定要多一道工夫，同時提醒自己常吃陽性食物，小心保暖身體。

夏天就該這樣吃♪

1 想喝飲品就喝味噌湯

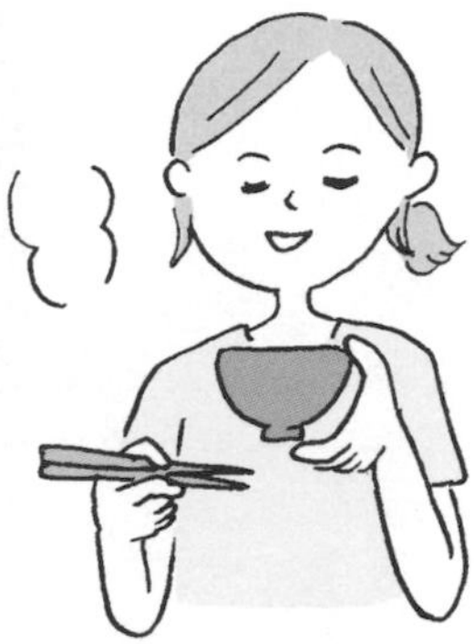

味噌湯富含胺基酸及礦物質，不但能舒緩疲勞，還可以補充鹽分。天氣熱的時候，也能放涼再喝。

2 夏季蔬菜要加鹽

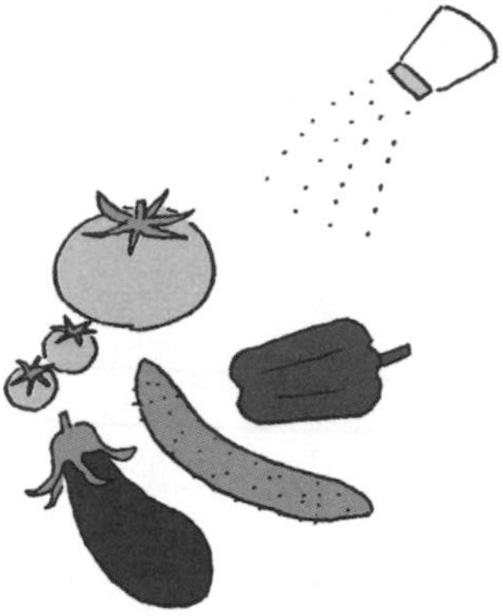

番茄及小黃瓜這類的夏季蔬菜，皆屬陰性食物，會讓體溫下降，不過只要撒上天然鹽，就能扭轉成陽性食物。

3 將西瓜煮成果醬

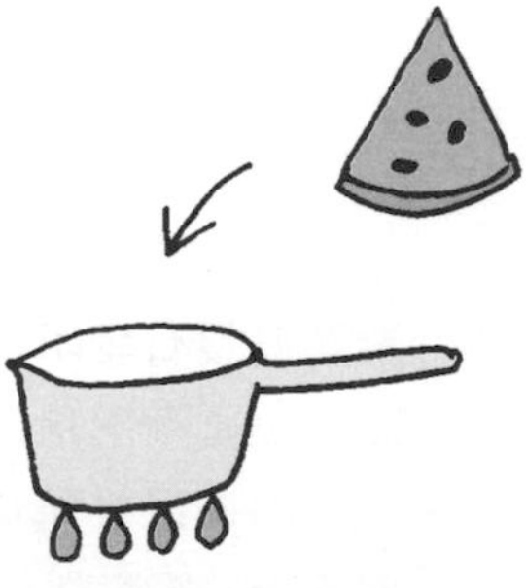

西瓜切塊後打成果汁，倒入鍋中煮至濃稠就會變成陽性食物，推薦大家用來當作甜味的調味料。

4 善用蒸生薑

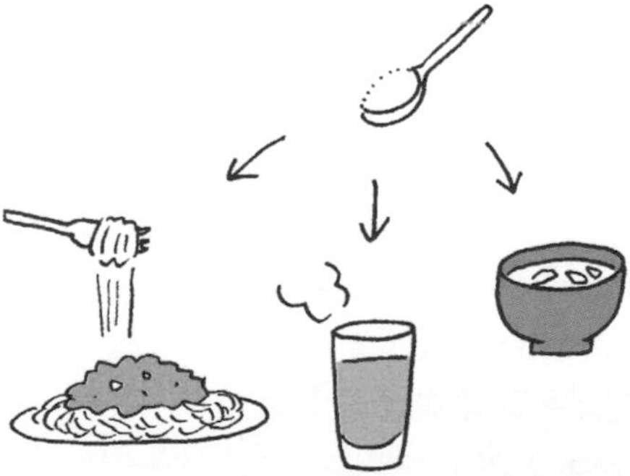

夏天更要吃蒸生薑（p.61），因為能讓體溫升高。大家可以加入各式料理當中，積極攝取。

開著冷氣睡覺也無妨，但有幾點要留意

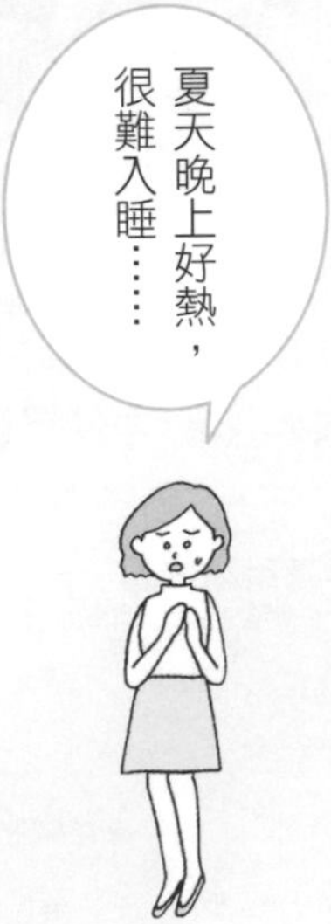
夏天晚上好熱，很難入睡……

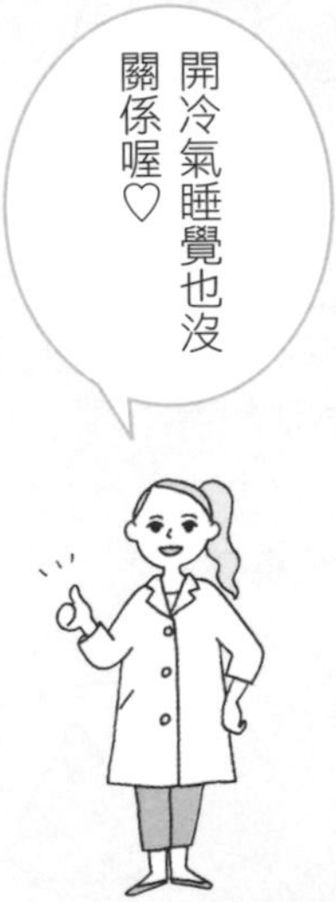
開冷氣睡覺也沒關係喔♡

雖然會擔心受涼，但是夏天晚上沒開冷氣實在難以入眠。忍著不開冷氣不但無法一覺好眠，甚至會陷入慢性疲勞的惡性循環。既然決定開冷氣睡覺了，千萬記得穿暖一點再睡，做好夏季的禦寒對策。

開冷氣就得留意穿著！

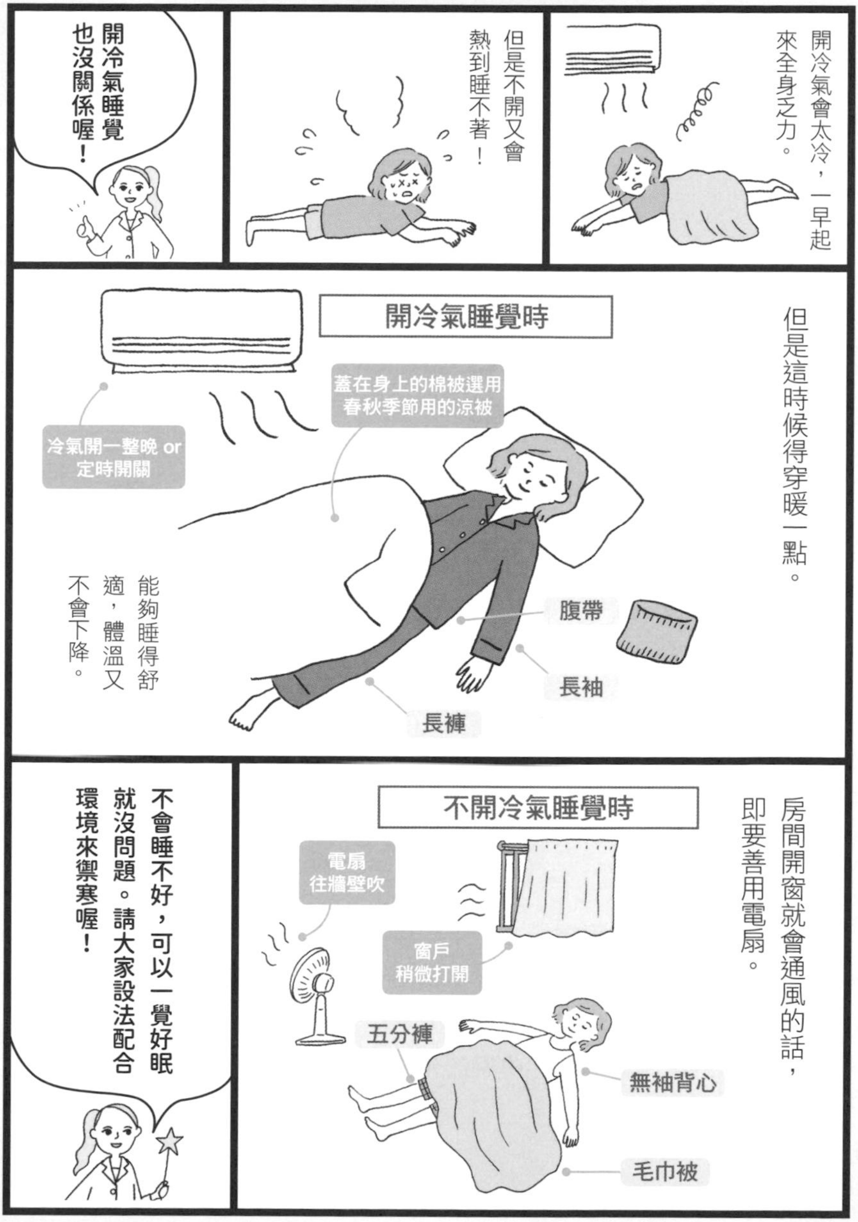
開冷氣會太冷，一早起來全身乏力。
但是不開又會熱到睡不著！
開冷氣睡覺也沒關係喔！
開冷氣睡覺時
但是這時候得穿暖一點。
蓋在身上的棉被選用春秋季節用的涼被
冷氣開一整晚 or 定時開關
能夠睡得舒適，體溫又不會下降。
腹帶
長袖
長褲
不開冷氣睡覺時
房間開窗就會通風的話，即要善用電扇。
電扇往牆壁吹
窗戶稍微打開
五分褲
無袖背心
毛巾被
不會睡不好，可以一覺好眠就沒問題。請大家設法配合環境來禦寒喔！

中暑對策從梅雨季開始起跑

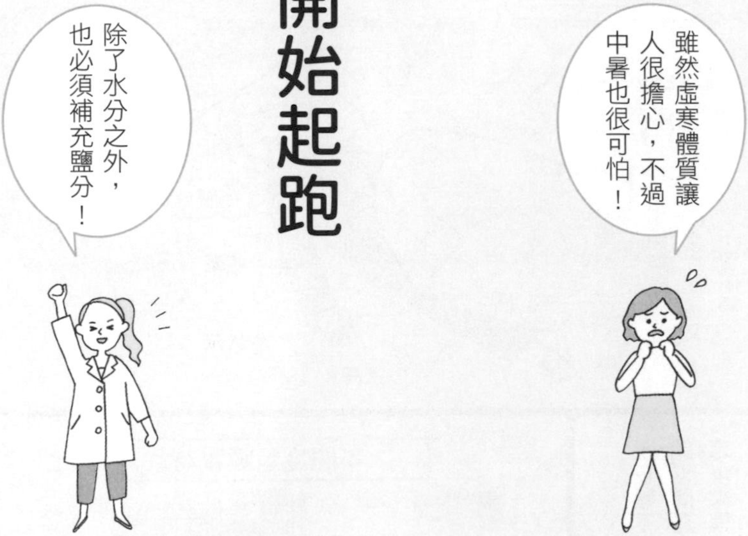
雖然虛寒體質讓人很擔心，不過中暑也很可怕！
除了水分之外，也必須補充鹽分！

太專注於祛寒保暖，結果中暑那可就糟了。高溫加上汗水無法蒸發，體溫降不下來才會導致中暑，因此體內會積熱，體溫會急速上升。除了在盛夏時節，自悶熱的梅雨季開始，中暑的可能性就會升高，大家要特別小心！

如何預防中暑？

1 穿著不會悶熱的服裝

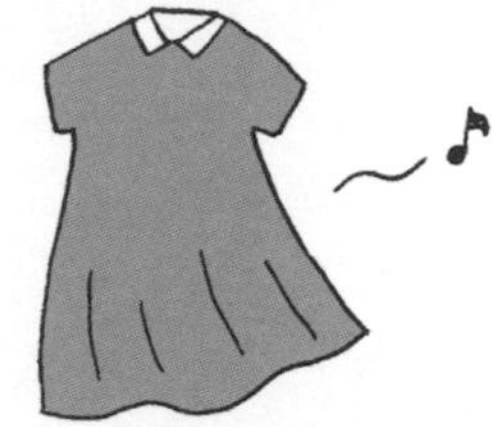

建議大家盡量穿著以天然素材為原料、透氣性佳又寬鬆的服裝。

2 讓室內的風充分循環

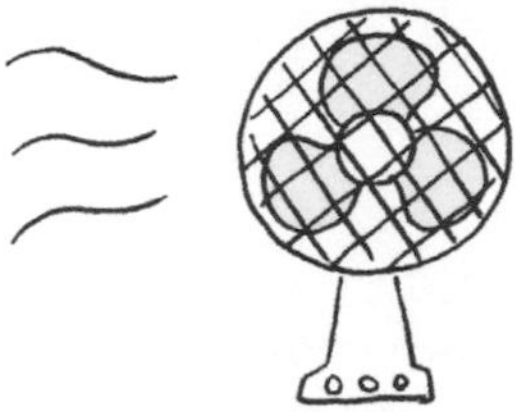

除了開冷氣之外，再開電扇讓室內的風充分循環，汗水才容易蒸發。

3 環境很熱時須勤加補充水分&鹽分

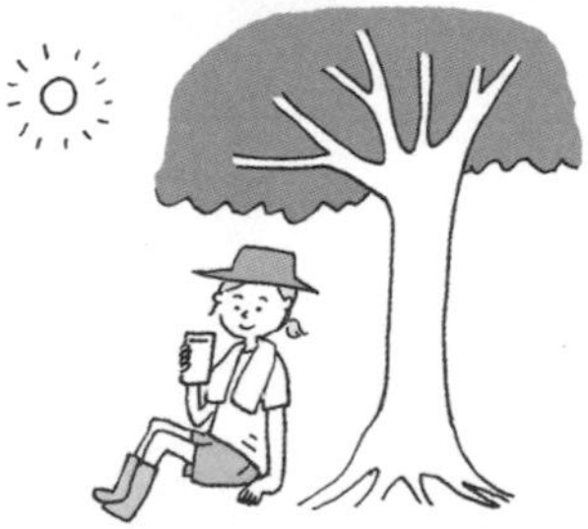

長時間待在室外做運動或工作時，應勤加補充水分與鹽分。

4 使頸部、腋下、大腿根部降溫

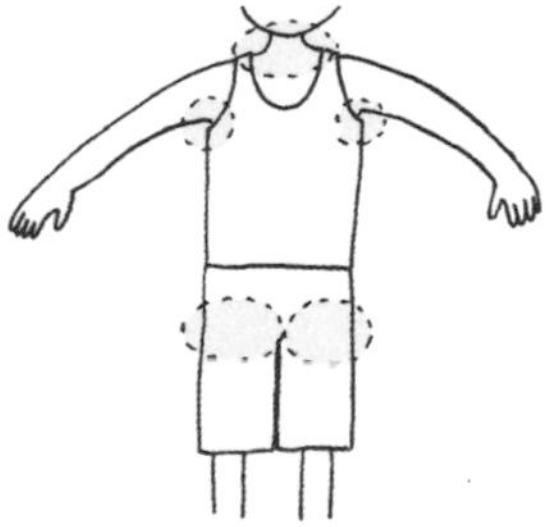

想讓上升的體溫下降，就要使頸部、腋下、大腿的鼠蹊部降溫。

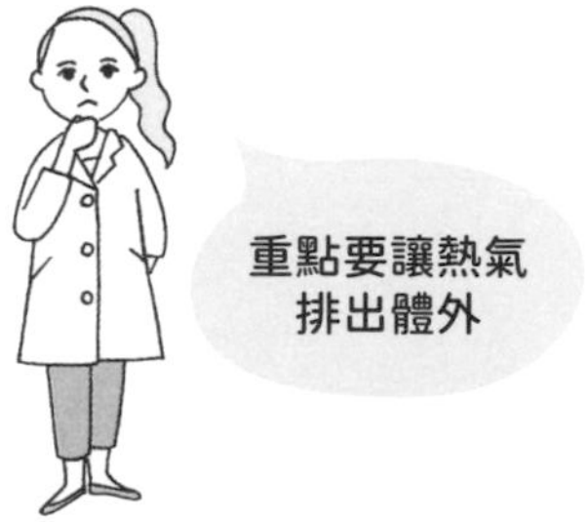

運動要一大早做，或是傍晚至晚上這段時間再做

習慣外出運動的人，白天恐有中暑之虞，因此建議在一大早，或是在傍晚至晚上這段時間再做運動。待在涼爽的家中，抬腿或深蹲也是不錯的運動。

Lesson 5

對症下藥諮詢室

肌膚粗糙還有生理痛……
平時常見的身體不適，
祛寒就能全部解決！

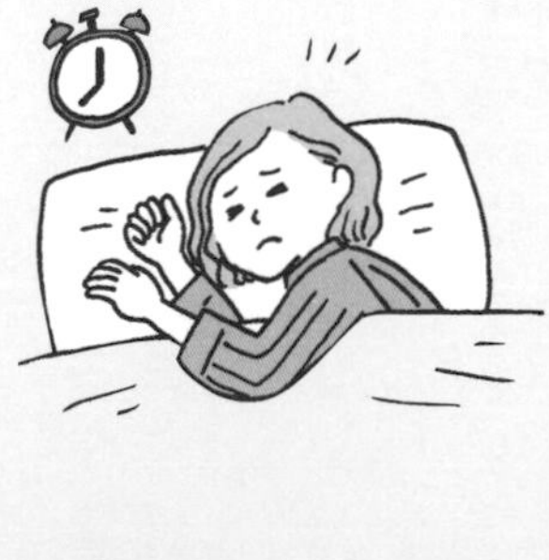

惱人症狀 1

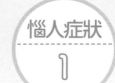

便祕、腹瀉

無論便祕或腹瀉，皆起因於體溫下降後腸道環境變差

女性常見的便祕，都是因為腸道血液循環不佳所引起，根本原因就在於虛寒體質。包含慢性腹瀉，也是因為虛寒體質以及體內水分失衡的緣故。無論便祕或腹瀉，都必須讓腸道保暖，改善腸道環境。其實觀察糞便即可看出腸道環境如何，理想的排便偏粗，呈現正常的咖啡色，氣味也不會過於刺鼻。可是當腸道環境不佳，糞便顏色就會變深，臭味也會變得具刺激性。大家要自我觀察排便狀態，發現情況不佳時，一定要做好禦寒措施！

改善法

保暖腹部 幫助腸道運作

不管是便祕或腹瀉，都需要穿戴腹帶，讓腹部保暖，腸道機能就會改善。如要解決頑固便祕，可將暖暖包貼在腹帶上。因便祕所苦時，早餐先不要吃，否則吃了會排便困難。便祕時，建議攝取可促進排泄的紅蘿蔔蘋果汁，或是有助於改善腸道環境的發酵食物；腹瀉時，則必須補充鹽分和水分，此時可以準備濃一點的味噌湯或梅醬番茶，溫暖腸胃同時補充所需營養。

推薦大家「按摩腸道」

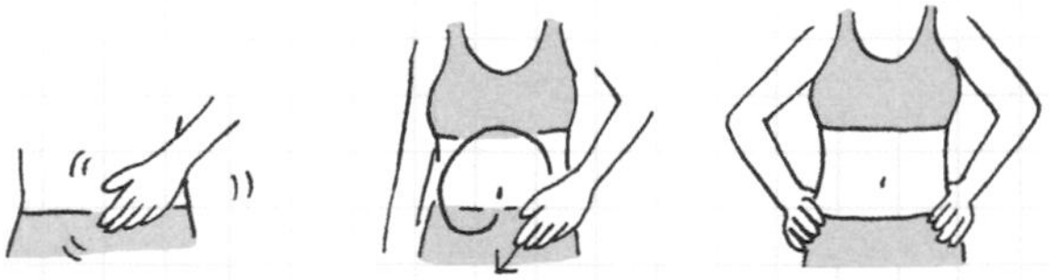

❶ 雙手叉腰（P.31），大拇指置於後背，剩餘 4 根手指放在腹部上，按摩兩側腹部。

❷ 手掌置於腹部，從肚臍開始以順時針方向畫の按摩。

❸ 接下來，再用指尖按壓充分按摩放鬆會更有效果。用感覺舒適的力道，按摩 2～3 分鐘。

推薦中藥

可喝用途廣泛的「大黃甘草湯」。體力差的女性適合服用「麻子仁丸」。另外還可以參考「防風通聖散」及「三黃瀉心湯」等中藥。

惱人症狀 2

肌膚粗糙

肌膚出問題代表正在從皮膚排毒

舉凡乾燥肌、敏感肌、青春痘、粉刺、濕疹、異位性皮膚炎等等，無論哪一種肌膚問題，中醫認為這都是從體內排除老廢物質以及多餘營養的反應。舉例來說，吃太多甜食就會長痘痘、便祕時會長粉刺，這些都是皮膚進行解毒的過程。有些人為了保養肌膚，會攝取大量水分，但是當體質虛寒，無論喝再多水分，也無法運送到需要水分的地方。血液負責將必要的水分、營養及氧氣等送達全身細胞，所以想要擁有美麗的肌膚，首要之務就是讓清淨的血液得以循環全身。

改善法

減少食物攝取量就能治好9成肌膚問題

無論是何種肌膚問題，中醫採取的治療方式，都是「減少食物攝取量」「提升體溫促進發汗」。吃的東西多，代表老廢物質也多，會導致皮膚發炎。建議大家1天吃2餐即可，如果想要1天吃3餐，請吃到七分飽就好。另外還要透過桑拿浴、泡澡或是運動等方式，讓身體流流汗，將老廢物質及多餘水分藉由汗水排出體外。體內的老廢物質，約有7成會隨同糞便排泄出去，所以預防便祕（p．142）對於解決肌膚問題也是不可或缺的一環。

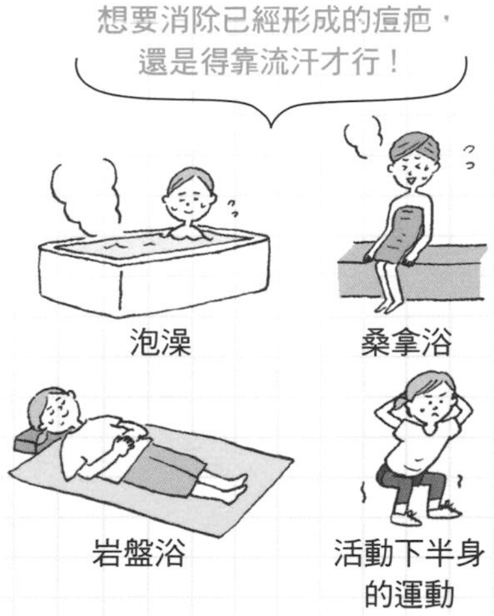
想要消除已經形成的痘疤，
還是得靠流汗才行！
泡澡
桑拿浴
岩盤浴
活動下半身
的運動

推薦
中藥

針對乾燥及青春痘要喝「清上防風湯」。痘痘化膿時改喝「十味敗毒湯」。想要改善異位性皮膚炎就喝「越婢加朮附湯」等中藥。

惱人症狀 3

生理痛、生理不順

腹部受寒將引發婦科疾病

一旦下腹部受寒，女性賀爾蒙就會分泌失調，引發生理痛、生理不順、更年期障礙等婦科疾病。生理痛是因為血液循環不良引起的疼痛。另外水分會囤積在體內，即所謂「水毒」的人，全身血液循環會變差，因而容易導致生理痛。

生理期總是問題不斷的人，不妨摸摸看她們的肚子，肯定都是冰冰涼涼的。當腹部的體溫下降，理應存在於腹部的血液及熱氣就會跑到上半身，有時恐會出現臉紅以及焦躁不安，類似更年期障礙的症狀。即便再年輕，當妳出現這類症狀時，務必多加留意。

改善法

善用腹帶及暖暖包徹底溫熱下腹部

生理期的問題，大多起因於血液循環凝滯，因此祛寒最能有效解決。尤其平時養成保暖下腹部的習慣，生理痛就會明顯減輕。除了在日常生活中穿著腹帶之外，生理痛嚴重的時候，可將暖暖包貼在腹帶上，改善子宮的血液循環。生理期間，也可以泡泡澡，使血液循環變好。改善子宮的機能後，還有助於預防生理不順、子宮肌瘤、子宮內膜異位症這方面的婦科疾病。

建議吃牛蒡、山藥、紅蘿蔔、
蓮藕等根莖類食物

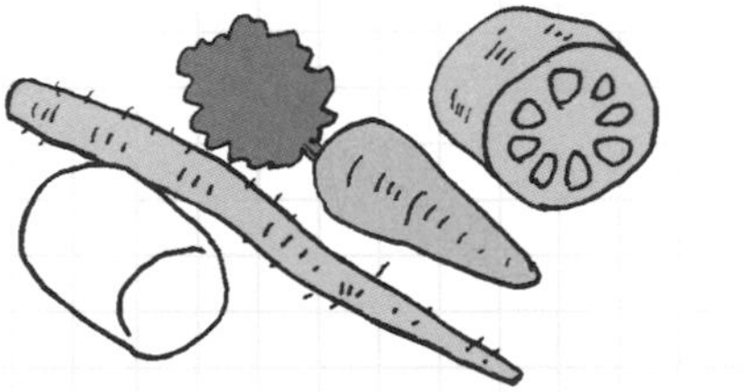

推薦 中藥

體力差的人可服用「當歸芍藥散」。體力好的人建議吃「桂枝茯苓丸」。情緒浮躁時就吃「加味逍遙散」等中藥。

惱人症狀 4

頭痛

上半身虛寒會引發頭痛

身體受寒後，肩頸的血液循環變差，或者腦內血管擴張，就會引發頭痛。這種情形起因於上半身血液循環不良，代表受寒了。還有宿醉會使人頭痛，這也是因為人體中有多餘水分囤積，導致「水毒」所造成。酒裡頭水分占有極大比例，所以飲酒前後務必將水分排出。疼痛劇烈時，有些人會想服用止痛藥，但是止痛藥會使體溫下降，有時恐陷入再度引發頭痛的惡性循環，所以盡量別吃止痛藥，應改變日常生活習慣，頭痛才不會經常發作。

改善法

保暖身體避免攝取太多水分

當頭痛的原因出在受寒或是水毒時，請保暖身體，避免攝取過多水分。最有效的方法，就是穿腹帶、泡澡或洗桑拿浴流流汗、做運動、吃生薑等等。

此外，想要改善上半身的血液循環，也可以做做手浴（p・95），切記還要改善下半身的虛寒現象。一旦下半身的體溫下降，血液就會集中在上半身，引發肩膀痠痛及頭痛。不妨藉由做運動、沐浴或足浴等方式，將血液運送到下半身，這樣不但能改善上半身的血液循環，也能緩解頭痛。

如果還會肩膀痠痛，就做推牆伏地挺身（P.25），一次解決2個問題！

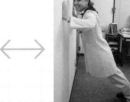

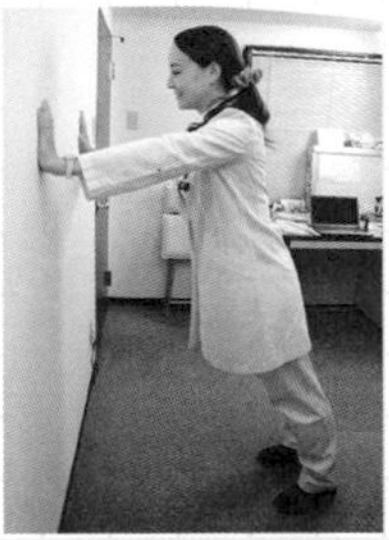

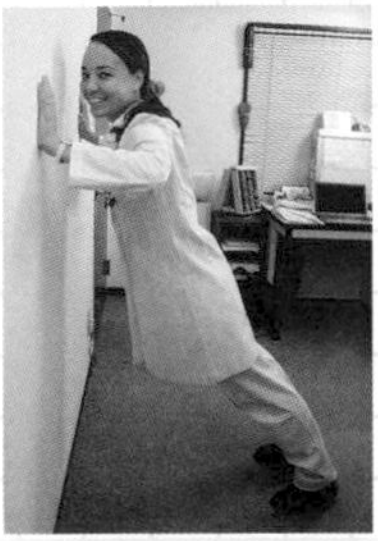

推薦中藥

水毒可服「苓桂朮甘湯」。虛寒體質應喝「吳茱萸湯」。肩頸嚴重痠痛時喝「葛根湯」。宿醉應吃「五苓散」。

惱人症狀

5

貧血

女性最常見缺鐵性貧血

所謂的貧血，就是血液中的紅血球數量變少，嚴重時會導致頭暈目眩、眩暈以及全身乏力。女性每個月生理期都會流失血液，容易因鐵質不足演變成「缺鐵性貧血」。尤其患有子宮肌瘤的人月經出血量較多，容易貧血，所以要特別留意。

中醫主張，貧血乃體質虛寒，演變成陰性體質才會引發這種症狀。如要改善貧血，除了攝取含大量鐵質的食物之外，保暖身體，轉變成陽性體質也很重要。

改善法

建議攝取多含鐵多且深色的陽性食物

貧血時要吃能溫熱身體的陽性食物。尤其黑糖、小松菜、紅豆、海苔、菠菜、鰹魚及西梅乾等食物，不但含有大量鐵質，又是「深色」食物，可說一石二鳥。此外肌肉可儲存身體裡的鐵質，所以要多做肌力訓練（p・24～27），或是藉由運動增加肌肉量。近來研究指出，壓力也是形成貧血的原因之一，所以要好好地泡個澡，或是按壓穴道及全身按摩放鬆一下，才能同時解決壓力造成的虛寒體質。

類似牛奶、葉菜類生菜、綠茶這些「青、白、綠」的食物，都要減少攝取

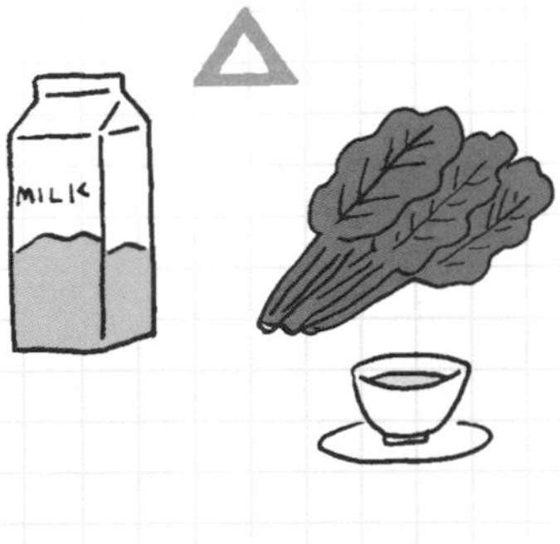

推薦中藥

會生理痛、生理不順以及患有子宮肌瘤的人，應服用「當歸芍藥散」。因痔瘡或子宮肌瘤出血量大的人，可喝「芎歸膠艾湯」等中藥。

惱人症狀 6

失眠

身體受寒體溫下降就會失眠

一般來說，手腳的血液循環變好，身體中心部位的體溫下降時，才容易入眠。但是體質虛寒的人，手腳的血液循環不佳，同時身體中心部位的體溫總是很低，因此不能再讓體溫往下掉，所以才會睡不好。還有經常因壓力導致過度緊張的人，以及做事認真過於投入的人，似乎常會在半夜醒來。想要一覺好眠，首要之務就是藉由沐浴讓身體變熱，做好禦寒對策，此外讓心情放鬆下來，也是很重要的一環。

改善法

上床前確實讓身體保持溫暖

就寢前請務必泡澡，讓體溫升高。最理想的泡澡時間，是在睡前1小時至30分鐘前離開浴缸。雙腳冰冷睡不著時，可以泡泡足浴、善用湯婆子，或是穿上寬鬆的襪子暖一暖雙腳。另外再用腹帶、脖圍或披肩等用品保暖身體，就能一覺好眠。還有睡前設法讓自己放鬆也很重要，請將照明調暗一點，並且避免使用電腦或滑手機，安穩地度過睡前時光。

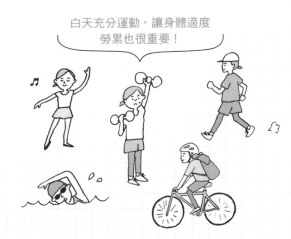

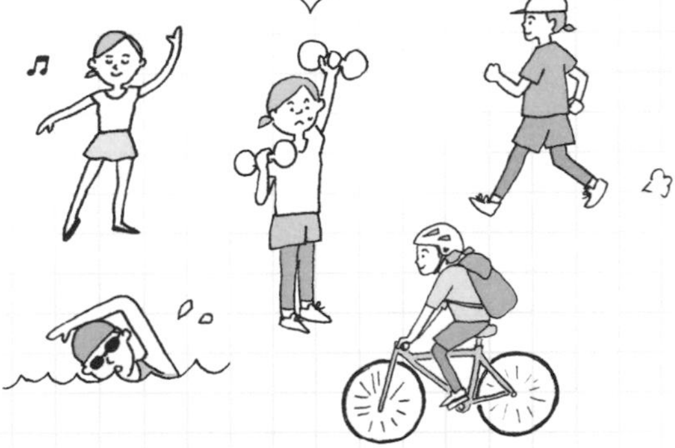

推薦 **中藥**

假使原因出在心情抑鬱，可服用「半夏厚朴湯」。身上有瘀血，經常心浮氣躁的人，應吃「加味逍遙散」。如有出現水毒症狀建議使用「苓桂朮甘湯」等中藥。

惱人症狀

7

不孕

血液循環不佳自然難懷孕

觀察不孕症患者的身體狀況，會發現多數血液循環都不好，一部分人會有血液凝滯現象，中醫稱之為「瘀血」。導致瘀血的原因就是虛寒體質，尤其下半身受寒的話，更容易演變成瘀血狀態。卵巢囊腫以及巧克力囊腫這類的婦科疾病，多數也都是因為瘀血的關係，放任不管的話將使人不孕。另外下半身肌力不足以及血液循環不良，還會引發雙腳冰冷、上半身卻很熱的「腎虛」現象。所以才說，一旦下半身血液循環不佳，連帶子宮及卵巢等下半身的器官也會機能不佳。

改善法

做運動活動雙腳培養下半身肌力

消除瘀血、強化生殖機能最有效的作法，就是經常保暖下半身，使血液循環變好。可以穿腹帶、沐浴、做運動以及喝生薑紅茶來溫熱腹部，改善子宮及卵巢的血液循環。想要強化下半身器官的機能，最重要的就是做運動，鍛鍊下半身的肌力。尤其女性的肌肉量較少，水分容易囤積在體內，血液循環容易變差，因此要透過健走、深蹲或是抬腿等方式，讓雙腳好好活動一下。

蜆、海瓜子、牡蠣等貝類內含大量的鋅，有助於調整賀爾蒙分泌平衡。

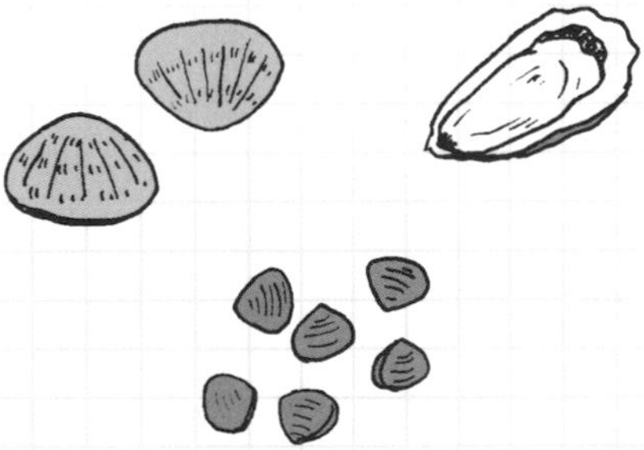

推薦中藥

體力差的人可服用「當歸芍藥散」。

體力好的人建議吃「桂枝茯苓丸」等中藥。

惱人症狀 8

憂鬱

情緒沮喪或心浮氣躁與虛寒體質息息相關

總是提不起勁、一點小事就會焦躁、失眠，出現上述輕度「微憂鬱」跡象的人，似乎愈來愈多。西醫認為憂鬱是心理生病了，中醫則視為「虛寒致病」，推測體質虛寒或是體質虛弱的人，才會容易憂鬱。事實上在冬天，寒冷地區以及日照時間短的國家，很多人都患有憂鬱，由此可知，憂鬱和虛寒體質環環相扣。想要改善憂鬱，最重要的是在日常生活中使體溫升高，平時注意保暖，才能維持健康的生活。

改善法

身體暖和了憂鬱情緒也會一掃而空

除了設法去除導致憂鬱的壓力，同時在日常生活中要確實使體溫升高。好好地泡泡澡、做運動活動身體，就能使身體不易疲勞，減少壓力所造成的傷害。還可以去唱唱歌、欣賞喜劇笑一笑、反覆做腹式呼吸（p.38），這些方式都能讓橫膈膜上下活動，改善全身的血液循環。也推薦大家攝取生薑或紫蘇葉等，能讓氣的循環變好的食物。

推薦中藥「半夏厚朴湯」中，就有用到生薑和紫蘇喔

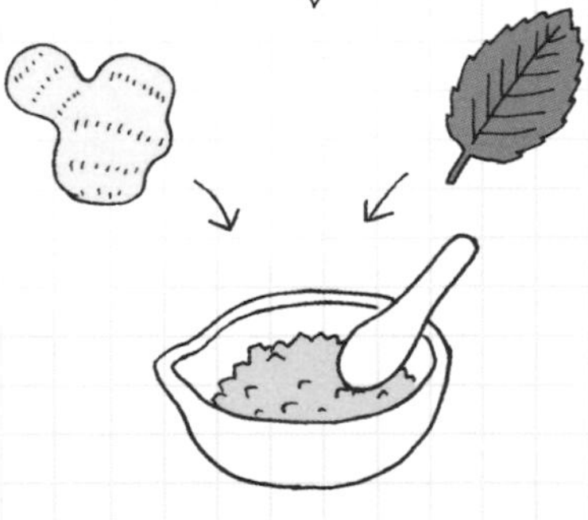

推薦中藥

抑鬱狀態喝「半夏厚朴湯」「苓桂朮甘湯」。會感到不安或心浮氣躁時應服用「加味逍遙散」「桂枝加龍骨牡蠣湯」等中藥。

關鍵字 Index

粉刺	144 145
乾燥肌	144 145
宿醉	72 73 96 148 149
情緒焦躁	37 147 153 156 157
敏感肌	144
異位性皮膚炎	144
眼睛疲勞	63 127
貧血	63 150 151
減肥	22 23 28 29 36 37 55 75 89 111
發燒	78 79 80 81 82 83
想瘦下來	22 23 28 29 36 37 55 75 89 111
感冒	78 79 80 81 104
溫差大	104
腸胃問題	62 63 74 75 104 105
腹瀉	71 104 142 143
預防骨質疏鬆症	36 37 63 65
睡不好	136 137 152
睡不著	75 95 111 123 137 153 156
憂鬱	156 157
頭痛	95 106 127 148 149
頭暈目眩	150
壓力	21 38 39 63 97 99 131 151 157
濕疹	103 144 145
膽固醇	23 63 65
雙腳冰冷	94 95 113 121 123 131 153 154

掛心的　不適症狀&

子宮內膜異位症	147
子宮肌瘤	147　150
不孕	154　155
不易懷孕	154　155
中暑	100　101　138　139
水腫	21　71　87　96　97　131
失眠	75　95　111　152　153
巧克力囊腫	154
生理不順	91　111　146　147
生理痛	71　91　111　125　146　147
全身乏力	136　137
肌膚出問題	63　144　145
肌膚粗糙	63　103　144　145
血糖	21　55　63　65
血壓	21　63　65
卵巢囊腫	154
吹冷氣受寒	120　121　132　133　134　135　136　137
更年期障礙	146
防癌	59　63　64　65　68　69　128　129
肩膀痠痛	87　95　113　149
花粉症	102　103
青春痘	144　145
便祕	63　71　142　143
恢復疲勞	63　65　135
流感	78　79　82　83
疲勞	63　65　135
眩暈	106　150

石原新菜

醫師・石原診所副院長

1980年出生於長崎縣。小學二年級前一直居住在瑞士，後來在靜岡縣伊東市生活到高中畢業為止。2006年3月於帝京大學醫學系畢業後，成為同一所大學醫院的實習醫生。任職於父親石原結實所開設的診所期間，主要以中醫、自然療法、飲食療法治療各種疾病。透過簡顯易懂的方式解釋醫學，再加上為人親切，備受許多患者喜愛，廣泛活躍於電視、廣播以及雜誌等領域。著有多本虛寒體質及生薑相關書藉。為日本內科學會會員、日本中醫醫學會會員、日本溫泉氣候物理醫學會會員。育有二子。

Staff

設計　GRiD
插畫　tent.
攝影　園田昭彥、目黑
構成・文字　池田純子
責任編輯　志岐麻子（主婦の友社）

やせる、不調が消える　読む　冷えとり

身體溫暖就會變美

出　　版／楓書坊文化出版社
地　　址／新北市板橋區信義路163巷3號10樓
郵政劃撥／19907596　楓書坊文化出版社
網　　址／www.maplebook.com.tw
電　　話／02-2957-6096
傳　　真／02-2957-6435
監　　修／石原新菜
翻　　譯／蔡麗蓉
企劃編輯／陳依萱
校　　對／鄭秋燕
港澳經銷／泛華發行代理有限公司
定　　價／320元
初版日期／2020年11月

國家圖書館出版品預行編目資料

身體溫暖就會變美 / 石原新菜監修；蔡麗蓉譯. -- 初版. -- 新北市：楓書坊文化, 2020.11　面；　公分

ISBN 978-986-377-635-2（平裝）

1. 健康法 2. 婦女健康

411.1　109013328